# 放大检视对食物的新观念

食物

的新观念

薛丽君·主编

江西科学技术出版社

·南昌·

## 图书在版编目（CIP）数据

放大检视对食物的新观念 / 薛丽君主编. -- 南昌：
江西科学技术出版社，2017.11
　ISBN 978-7-5390-6123-8

　Ⅰ.①放…　Ⅱ.①薛…　Ⅲ.①食物养生　Ⅳ.
①R247.1

中国版本图书馆CIP数据核字(2017)第272730号

选题序号：ZK2017268
图书代码：D17105-101
责任编辑：张旭　刘九零

# 放大检视对食物的新观念

FANGDA JIANSHI DUI SHIWU DE XINGUANNIAN

薛丽君　主编

| | |
|---|---|
| **摄影摄像** | 深圳市金版文化发展股份有限公司 |
| **选题策划** | 深圳市金版文化发展股份有限公司 |
| **封面设计** | 深圳市金版文化发展股份有限公司 |
| **出　　版** | 江西科学技术出版社 |
| **社　　址** | 南昌市蓼洲街2号附1号 |
| | 邮编：330009　电话：（0791）86623491　86639342（传真） |
| **发　　行** | 全国新华书店 |
| **印　　刷** | 深圳市雅佳图印刷有限公司 |
| **开　　本** | 720mm×1020mm　1/16 |
| **字　　数** | 180千字 |
| **印　　张** | 12 |
| **版　　次** | 2018年1月第1版　2018年1月第1次印刷 |
| **书　　号** | ISBN 978-7-5390-6123-8 |
| **定　　价** | 39.80元 |

赣版权登字：-03-2017-391

CHAPTER 1

# 吃对食物，保持健康

◆自我检测，看看你的饮食观念是否正确?

| 葡萄酒+牛排 | 4 |
| 小黄瓜+柠檬 | 5 |
| 沙丁鱼+橄榄油 | 6 |
| 人参+葡萄酒 | 7 |
| 小黄瓜+味噌 | 8 |
| 牛蒡+魔芋 | 9 |
| 西瓜+啤酒 | 10 |
| 巧克力+牛奶 | 11 |
| 莲藕+醋 | 12 |
| 柠檬+红茶 | 13 |
| 香肠+酸奶 | 14 |
| 辛辣物+巧克力 | 15 |
| 菠菜+豆腐 | 16 |

目录 Contents

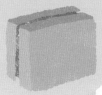

牛奶＋蜂蜜　　　　　　　17

纳豆＋葱　　　　　　　　18

啤酒＋毛豆　　　　　　　19

海带＋猪血　　　　　　　20

白菜＋猪肉丝　　　　　　21

酒类＋榴莲　　　　　　　22

炸猪排＋卷心菜　　　　　23

松茸＋贝类　　　　　　　24

茶泡饭＋海带　　　　　　25

柿子＋螃蟹　　　　　　　26

烤肉＋迷迭香　　　　　　27

菠菜＋黑芝麻　　　　　　28

生鱼片＋山葵　　　　　　29

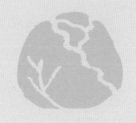

干贝＋芦笋 30

豆浆＋红糖 31

果酱＋火腿 32

药膳补品＋香烟 33

牛奶＋橘子 34

柿子＋水果酒 35

虾子＋柠檬 36

苦瓜＋咸蛋 37

肉类＋浓茶 38

啤酒＋炸薯条 39

热牛奶＋糖 40

银杏＋酒 41

火腿＋优酪乳 42

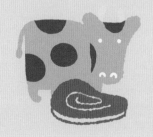
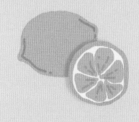

◆常见食材新鲜挑、新鲜做！

| 大白菜 | 44 | 猪肉 | 61 |
| --- | --- | --- | --- |
| 菠菜 | 45 | 猪肝 | 62 |
| 上海青 | 46 | 牛肉 | 63 |
| 芹菜 | 47 | 鸡肉 | 64 |
| 西蓝花 | 48 | 鸭肉 | 65 |
| 姜 | 49 | 鸡蛋 | 66 |
| 南瓜 | 50 | 黄鱼 | 67 |
| 苦瓜 | 51 | 白带鱼 | 68 |
| 黄瓜 | 52 | 海参 | 69 |
| 西红柿 | 53 | 螃蟹 | 70 |
| 白萝卜 | 54 | 虾 | 71 |
| 辣椒 | 55 | 海带 | 72 |
| 山药 | 56 | 苹果 | 73 |
| 土豆 | 57 | 梨 | 74 |
| 莲藕 | 58 | 西瓜 | 75 |
| 玉米 | 59 | 葡萄 | 76 |
| 香菇 | 60 | 猕猴桃 | 77 |
| | | 柿子 | 78 |

菠萝　　　79　　　　　黄豆　　　82

核桃　　　80　　　　　豆腐　　　83

绿豆　　　81

## ◆关于食品标签中的成分

树薯粉　　　　　　　　　　85

顺丁烯二酸酐化制淀粉　　　86

硼砂　　　　　　　　　　　87

人工发酵剂　　　　　　　　88

脂肪酸甘油脂　　　　　　　89

高果糖玉米糖浆　　　　　　90

塑化剂　　　　　　　　　　91

人工香精　　　　　　　　　92

人工色素　　　　　　　　　93

己二烯酸　　　　　　　　　94

甲醛　　　　　　　　　　　95

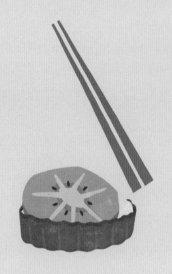

吊白块　　　　　　　　　96

抗氧化剂 BHA/BHT　　　97

阿斯巴甜　　　　　　　　98

奶油黄　　　　　　　　　99

去水醋酸钠　　　　　　　100

氧化铅　　　　　　　　　101

铜叶绿素　　　　　　　　102

过氧化氢　　　　　　　　103

亚硫酸盐　　　　　　　　104

亚/硝酸盐　　　　　　　 105

三偏磷酸钠　　　　　　　106

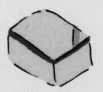

CHAPTER 2

# 千万不可以和药物混搭着吃的食物

◆感冒药＋大蒜　　　　　　　　　108

◆感冒药＋啤酒　　　　　　　　　109

◆感冒药＋姜黄　　　　　　　　　110

◆中药＋金枪鱼　　　　　　　　　111

◆抗忧郁药物 + 烤鱼　　　　　　　　　112

◆肠胃药 + 乌龙茶　　　　　　　　　113

◆抗生素 + 牛奶　　　　　　　　　　114

◆降压药 + 乌龙茶　　　　　　　　　115

◆降压药 + 葡萄柚　　　　　　　　　116

◆抗凝血剂 + 菠菜　　　　　　　　　117

◆抗凝血剂 + 金枪鱼　　　　　　　　118

◆口服铁剂 + 牛奶　　　　　　　　　119

◆甲状腺激素药 + 受污染的叶菜、根茎类　120

◆精神镇静剂 + 咖啡　　　　　　　　121

◆精神镇静剂 + 茶饮　　　　　　　　122

◆糖尿病用药 + 舞菇　　　　　　　　123

## CHAPTER 3
# 依照你的症状来选用食物

◆高血压　　　　　　　　　　　　　126

◆贫血　　　　　　　　　　　　　　128

◆肥胖　　　　　　　　　　　　　　130

◆疲劳　　　　　　　　　132

◆失智症　　　　　　　　134

◆老化　　　　　　　　　136

◆增强活力　　　　　　　138

◆便秘　　　　　　　　　140

◆掉发　　　　　　　　　142

◆肌肉僵硬　　　　　　　144

CHAPTER 4

# 饮食相宜与相克

◆特定对象饮食相宜与相克

婴幼儿　　148

孕妇　　　150

老年人　　152

血虚之人　154

肺虚之人　156

## ◆药物与食物相宜和相克

枸杞　　　158

甘草　　　160

冬虫夏草　162

黄连　　　163

白芷　　　164

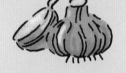

决明子　　165

白芍　　　166

黄芪　　　167

## ◆常见病症饮食相宜与相克

感冒　　　168

气喘　　　170

咳嗽　　　172

头痛　　　174

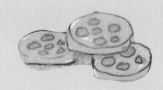

高血压　　176

心悸　　　178

女性更年期综合征　180

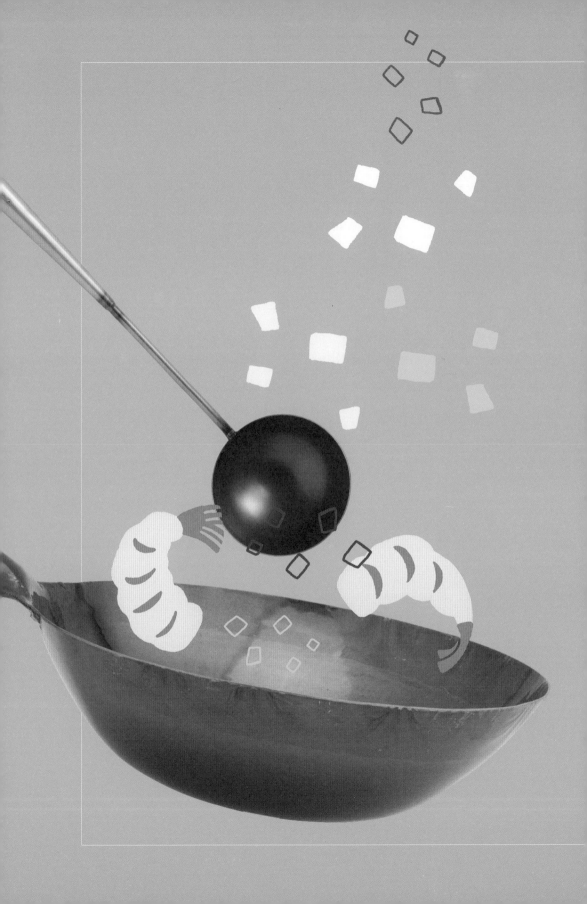

## CHAPTER 1

# 吃对食材，保持健康

# 自我检测，看看你的饮食观念是否正确？

- ☐ 4 葡萄酒＋牛排
- ☐ 5 小黄瓜＋柠檬
- ☐ 6 沙丁鱼＋橄榄油
- ☐ 7 人参＋葡萄酒
- ☐ 8 小黄瓜＋味噌
- ☐ 9 牛蒡＋魔芋
- ☐ 10 西瓜＋啤酒
- ☐ 11 巧克力＋牛奶

- ☐ 12 莲藕＋醋
- ☐ 13 柠檬＋红茶
- ☐ 14 香肠＋酸奶
- ☐ 15 辛辣物＋巧克力
- ☐ 16 菠菜＋豆腐
- ☐ 17 牛奶＋蜂蜜
- ☐ 18 纳豆＋葱
- ☐ 19 啤酒＋毛豆

2

□ 20 海带＋猪血

□ 21 白菜＋猪肉丝

□ 22 酒类＋榴莲

□ 23 炸猪排＋卷心菜

□ 24 松茸＋贝类

□ 25 茶泡饭＋海带

□ 26 柿子＋螃蟹

□ 27 烤肉＋迷迭香

□ 28 菠菜＋黑芝麻

□ 29 生鱼片＋山葵

□ 30 干贝＋芦笋

□ 31 豆浆＋红糖

□ 32 果酱＋火腿

□ 33 药膳补品＋香烟

□ 34 牛奶＋橘子

□ 35 柿子＋水果酒

□ 36 虾子＋柠檬

□ 37 苦瓜＋咸蛋

□ 38 肉类＋浓茶

□ 39 啤酒＋炸薯条

□ 40 热牛奶＋糖

□ 41 银杏＋酒

□ 42 火腿＋优酪乳

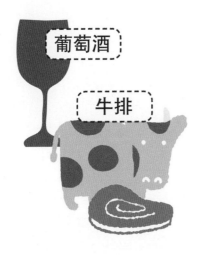

葡萄酒

牛排

牛肉中的饱和脂肪酸，由花青素来减轻负担

现代人丰衣足食的生活，让肉类几乎成为三餐必吃的食材。而味道吃起来特别美味的牛肉，不只是饕客的最爱，更是高级西式餐厅必备的佳肴。

牛排这类富含蛋白质的食物，产生的热量比猪、鸡、羊都高，对于活动量大的人来说，例如运动选手，是教练都推荐食用的肉品。但因内含大量的饱和脂肪酸，堆积体内容易产生各种病变。其实，只要适时仰赖西餐厅最常出现的酒类饮品——红酒，就能帮助我们减轻吃了太多饱和脂肪酸的负担。

由红葡萄发酵而成的葡萄酒，不但保留了葡萄的养分，还富含 B 族维生素、维生素 C，以及锌、钠等多种对人体来说很重要的矿物质。所以，坊间流行"睡前一杯红酒（约 50 毫升即可），有益身体健康"的说法其来有自。

而葡萄酒中的"葡萄籽"具有花青素的成分，可以降低自由基形成的概率，延缓人体老化的过程，维持人体健康，尚有抗氧化以及提升代谢的功能。若与牛肉搭配，不仅健康，还能提炼牛肉的香味，让我们吃得更加津津有味。

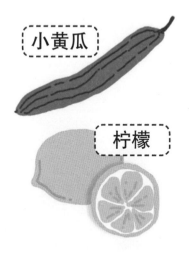

小黄瓜

柠檬

## 高温烹煮导致营养流失，不是小黄瓜的错！

网络说法：黄瓜中的分解酶会破坏西红柿的维生素C。即使是黄瓜加芹菜或是其他含有维生素C的蔬果，它的分解酶都会毫不客气地把维生素C杀掉。

现代人食物取得方便，营养过剩大有人在。对于着重优美体态的女性来说，"减重"是近代非常流行的话题。加上医界无不提倡"多吃蔬果，有益身体健康"，且蔬果热量不高，彷佛三餐只吃青菜水果就能达到保健养生和减重的目的。

富含维生素C，具有抗菌作用、免疫效果、协助骨胶原生成等多种功效的柠檬，在医界人士鼓励民众多喝柠檬汁的提倡下，成为最受女性欢迎的美容圣品。但根据网络资料显示，柠檬不能与小黄瓜搭配，否则分解酶会破坏珍贵的维生素C，从而让很多人对小黄瓜敬而远之。

虽然网友的谣传是真有其事，但是任何食物在烹调过程中，都会因为高温丧失营养价值，我们还是照吃不误，大可不必把小黄瓜视为头号大敌，而且小黄瓜也有不错的营养成分。如何让自己吃得安心健康，才是更重要的事。

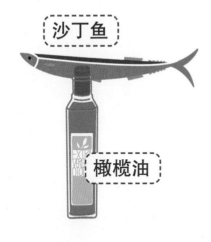

沙丁鱼

橄榄油

## DHA＋橄榄油的不饱和脂肪酸，可预防老化

很多女性可能看到"油"字，就避之唯恐不及，但橄榄油不只具有零胆固醇的好处，还是所有油类中不饱和脂肪酸含量最高的油，可以有效降低人体的氧化作用，当然就不容易产生细胞的病变及老化，无怪乎被誉为"地中海的液体黄金"，反而是爱美女性该多多益善的养生圣品。

许多欧式餐厅，看准了橄榄油本身的价值，还有可以让餐点更可口的优点，都选择用橄榄油来料理。

鱼类富含众所皆知的DHA，也就是鱼油，除了具有降低人体胆固醇和血脂的效果，对于心血管疾病的患者来说是不可或缺的成分之外，还能活化脑部，充分提高记忆力和学习能力，有助发育中的孩童智力发育。若有机会在餐厅菜单上看见"橄榄油沙丁鱼"的餐点，点下去就对了。

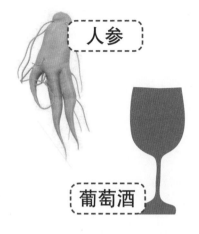

人参

葡萄酒

## 超级大补组合，反而加重体内火气

人参是中国古代流传下来的养生配方，具有大补气血的特殊功效；加上挖采困难，物以稀为贵，以前只有王公贵族才吃得起。不过，随着现代科技的发达，人参的栽培量愈来愈多，俨然成为非常普遍的养生食材。

近百年来，科学家们对人参进行研究，发现人参成分复杂、营养价值高，奠定了人参在华人世界的地位。不过，人参并非万灵丹，服用时必须视情况调整，例如应由少量开始逐渐增量，每天 10~15 克为宜；也不是每一位孕妇、产妇都适合用人参补气增血；而且服用人参后，应避免饮用咖啡、茶之类的刺激性饮料，更不能与酒类混搭。

葡萄酒虽然是酒精饮料中对健康具有正面意义的饮品，但是从中医的立场来看，葡萄酒亦有补血、益气的效果，若与人参混合，无疑为大补组合。但事实并非如此，这样的大补组合，别说想要身强体壮，反而会加重体内火气，造成牙龈出血或发炎、嘴巴破、高血压等症状，让健康状况雪上加霜。所以不要片面相信昂贵补品怎么吃都没关系，注意服用的事项，才是正确的搭配观念。

7

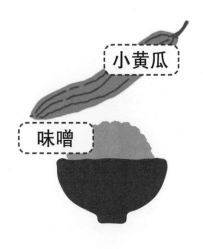

小黄瓜

味噌

## 远离肥胖，就靠小黄瓜与味噌的清肠功效

炎炎夏日，任谁都想吃冰凉的食物解暑。被中医视为"凉性"的小黄瓜，除了具有非常好的消暑效果，还有养生、保健的功效。

富含维生素 E 的小黄瓜，是抗氧化作用中不可或缺的元素，具有防老化及预防各类慢性病的效果；当食物吃下肚，经过肠胃吸收的剩余产物就是粪便，长期累积体内会释放毒素，而纤维含量很高的小黄瓜会刺激肠胃蠕动、帮助排便，让爱美女性远离"小腹婆"的称号；加上高含量的"钾"元素，因为钠、钾离子相斥的关系，也有利尿的效果，是不折不扣的"人体清道夫"。

热量极低的小黄瓜吃再多也不怕胖，如果觉得味道清淡难以下咽，不妨考虑佐味噌酱食用。

由大豆发酵而来的味噌，保留大豆的所有优点，包括能有效预防心血管疾病的不饱和脂肪酸、丰富的维生素 A 和 E，以及优质的蛋白质氨基酸，都是对人体有正面影响的重要元素。不过，因为味噌为腌制品，口味难免偏咸，建议每天的食用量介于 10 ~ 15 克（约 2 汤匙）为佳。

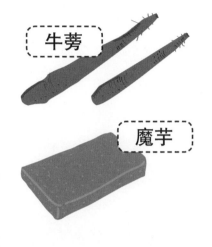

牛蒡

魔芋

魔芋营养不足的缺点，就由牛蒡丝来补充

许多网络流传的减重分享，仔细观察的话，会发现"魔芋"似乎是成功的关键——具有饱足感，而且热量很低，无疑为抑制食欲的头号功臣，让许多爱美人士选择用魔芋当三餐果腹。但更多人不知道的是，魔芋并不具有人体所需的营养成分，利用价值甚至不如一份薯条。

人们需要营养及热量，是为了健康和整天活动所需。如果长期以魔芋取代米饭，会导致营养不良，严重者甚至会因为糖类摄取不足，感到晕眩、无力、皮肤变差，甚至掉发等问题。所以，食用魔芋时，应搭配其他较具营养的食材，例如搭配营养丰沛的牛蒡丝。

9

日本是世界上最长寿的民族，这与他们的饮食习惯息息相关。日本人对牛蒡的喜好，反映在料理中就是时常可见牛蒡。根据研究，牛蒡丝富含多种维生素、矿物质与纤维，还有大量的氨基酸——也就是蛋白质的下游产物，更容易被人体吸收。而且牛蒡丝中的胡萝卜素，每单位重量甚至比胡萝卜的还高。

西瓜

啤酒

## 引发腹泻、肠胃发炎，寒上加寒的夏日搭配

具有解毒、消热、解暑的西瓜，因其果肉富含瓜氨酸及精氨酸的成分，能加速尿素形成，具有利尿作用。再加上西瓜中有糖、蛋白质和微量的盐，能降低血脂，对于心血管疾病，例如高血压，有不错的疗效。

但由于西瓜属寒性水果，还有高含量糖分与水分的关系，并不建议糖尿症患者食用。若过量食用会增加肾脏负担，或冲淡胃酸，引发脾胃不适、消化不良及腹泻。尤其对于正在调理身体的人而言，应尽量避免。

除了西瓜之外，另一个在炎炎夏日的热门饮品，非啤酒莫属。

酒精饮料不只需要肝脏代谢，还容易刺激胃黏膜，导致慢性胃发炎、胃充血的可能，是少碰为妙的饮品。虽然夏天能与三五好友在海边共吃西瓜、喝啤酒很舒服，但两者并吃可能让肠胃寒上加寒，引发腹泻、发炎的概率也会大增。

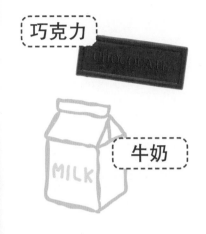

**巧克力**

**牛奶**

网络说法：牛奶加上巧克力，会使牛奶中的钙与巧克力中的草酸产生化学反应，生成"草酸钙"。而人体的尿结石中，有很大比例是由草酸钙组成的。于是具有营养价值的钙，实为造成尿结石的元凶。

尿结石是现代常见的疾病之一，好发于30～50岁之间，男女比例大约三比一，主要原因为水分摄取不足、憋尿和饮食习惯。

同样都是尿结石，却可被分成许多种：草酸钙结石、磷酸钙结石、尿酸结石以及胱氨酸结石。而尿结石患者有80%的引发概率是因为草酸钙结石，因此不知从何时开始这样的传言，就这么一传十、十传百地传了下来，但根据临床经验，还没有出现过因此而得病的案例。其实尿结石并不可怕，只要每天摄取至少2000毫升左右的水，就能让自己远离尿结石的病症。

11

**引发草酸钙尿结石，是水喝太少的关系！**

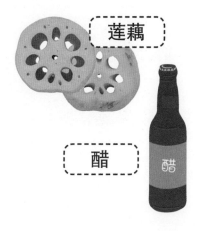

莲藕

醋

**兼顾开胃、美容、抗老、消化的莲藕与醋**

虽然莲藕是常见的食材，但因为质地较硬，料理时多切厚片为主，难以靠普通的烹调方式煮到全熟，所以常用于炖汤。不过偶尔上餐馆时，也有用醋腌渍过的莲藕小菜可以挑选。酸凉的口感不仅美味又开胃，也是对身体大有益处的组合。

根茎类的莲藕被中医归纳为"凉性"，具有消暑的效果，非常适合夏天食用。加上根茎类食材，例如土豆、红薯、萝卜等，最大的特性就是富含纤维，能有效刺激肠胃蠕动，比喝酸奶或优酪乳帮助消化的效果更好，还容易产生饱足感，营养价值又比淀粉来得高。从任何角度来看，都很适合代替米饭。

用以调味莲藕的醋，当中的醋酸除了能软化血管、预防心血管疾病，还能在人体的消化过程中，抑制氧化物形成。加上醋中的维生素 C 成分，是爱美人士趋之若鹜的保养圣品，具有极佳的润肤效果，因此醋是兼顾肠胃与养颜美容的调味料。当然，用醋腌渍过的莲藕小菜之所以能开胃，也是因为醋酸会促进胃酸分泌的关系，是值得推荐的组合。

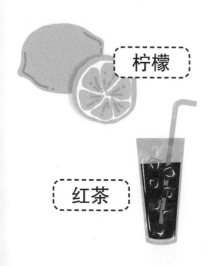

柠檬

红茶

## 红茶中的鞣酸会与柠檬酸结合，降低柠檬的营养

很多饮料厂商为了降低成本，贩售的饮品莫不加入化学添加物，让愈来愈多消费者宁愿另外花时间制作新鲜饮品。当中最受欢迎、也最容易自制上手的，非柠檬红茶莫属。

柠檬除了含有糖、钙、磷、铁、维生素 $B_1$、维生素 $B_2$ 等营养之外，比例最高的维生素 C 成分，是广为人知的天然抗氧化剂；而且性温、无毒，具有疏滞、健胃、止痛、利尿等功能，建议浮肿、虚胖的人和心血管疾病患者多摄取，有助身体健康。

不过，柠檬又酸又苦，实在很难让人直接食用，所以大都用于食材提味（例如烤物）和饮品，以增加其风味、口感。

虽然红茶的确具有助消化、利尿、消水肿的功能，其中的鞣酸（或称单宁酸）成分却会与柠檬酸结合，造成维生素 C 的破坏，并降低柠檬的营养价值，但若是想摄取柠檬的营养成分，建议两者分开食用比较好。另外，在饮用柠檬红茶时，也尽量少加糖，因为营养价值已经不高了，以免摄取过多糖分而造成肥胖。

13

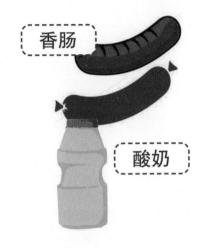

香肠

酸奶

## 亚硝酸盐与胺结合，形成致癌的亚硝胺

一般大众认知中，有些是食材成分会互相结合、降低营响价值。但是，香肠与酸奶，是经过证实会致癌的组合。

不少经由加工制成的食品，为了延长保存期限及预防肉毒杆菌生长，都会添加亚硝酸盐，例如火腿、培根、腊肉、热狗、香肠，以及少数的天然蔬菜，如胡萝卜和菠菜。虽然适量的亚硝酸盐并不会对人体造成影响，但是我们通常不会生吃这类食品，多以煎、炸、烤的方式加热，就会提高"亚硝胺"这种致癌物质的生成概率。因此，建议多用蒸、煮或微波炉加热，较为安心健康。

除了烹调方式，含有胺类成分的食物，例如优酪乳、酸奶、海产（常见的有章鱼、虾米干、秋刀鱼、干贝、鳕鱼）、香蕉、熟成的硬芝士等。若与此类产品混吃，也会提高亚硝酸盐在肠胃中的浓度，增加亚硝胺的生成。

最好的预防方法，除了两者不要混吃，平时也应尽量避免吃下含有亚硝酸盐的食品，不新鲜或腌制类的蔬菜也要少碰为宜。

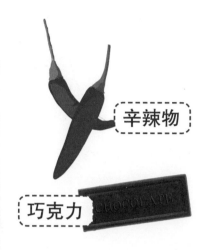

辛辣物

巧克力

## 巧克力中的油脂与辣椒素结合，降低辣味

以辣椒、姜片、芥末或大蒜等香料拌炒、蒸、炖的料理，吃起来多少带有麻辣的感觉，是非常受欢迎的口感；甚至不少中式餐馆的小菜，也喜欢添加少许辛辣香料达到"开胃"的效果。

对于不习惯吃辣或是消化系统不好的人来说，吃辣后肠胃会产生阵阵灼热感，可能会引起肠胃不适，或腹泻不止的症状。

很多人以为降低辣味就该喝大量的冰水（或啤酒），其实很可能造成"愈喝愈辣"的反效果，因为辣椒素会与味觉器官上的神经结合，而且辣椒素并非水溶性物质，只能与脂肪或油类结合，还不如改吃巧克力（或是有含奶类的饮品），通过当中的糖分与油质就能降低麻辣的味觉。

但是，肠胃功能不良的人或许不适合吃巧克力，不妨试试加一点醋的方式，例如在食物中添加醋或是点一盘有醋来调味的凉拌小菜，都可以降低食物中的辣味，并缓解不适感。

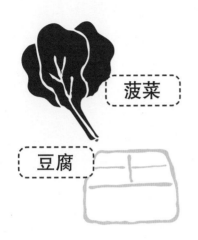

菠菜

豆腐

## 菠菜的草酸与豆腐的钙质不会形成草酸钙

网络说法：菠菜和豆腐一起吃容易导致结石，因为菠菜所含的草酸会与豆腐里的钙质结合，生成不易被溶解的草酸钙，影响人体对钙质的吸收，容易罹患结石。

这组食物与前述的"巧克力＋牛奶"说法类似，好像只要含草酸的食物遇到钙质（"葱＋豆腐"也是一例），一定会形成草酸钙结石。这样的化学反应看似有理，实际上需要非常多特定条件的配合，例如温度、酸碱值、含水量等。人体结构如此复杂，变数多到超乎我们想象，医学界至今都没办法100%破解其奥秘，又怎么可能"一定"会按照这种"理论上"的推论发展呢？

再者，就算肠胃环境符合前述的全部条件，的确产生了大量草酸钙，但这些不溶于水的硬结晶，并不会被小肠吸收，反而会随着粪便排出体外，不会对人体产生负面影响。根据研究，含有大量镁、钾、维生素K等成分的菠菜，具有促进人体吸收钙质的功效。如果和豆腐（或豆浆）这种富含钙质的食材一起吃，其实对健康大有助益。

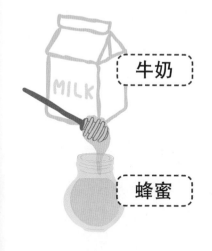

牛奶

蜂蜜

## 牛奶的腥味就用蜂蜜去除，好喝又养生

近 10~20 年的研究报告指出，50%~60% 的学龄儿童摄钙量不足。含钙量是豆腐两倍的牛奶，理所当然成为医师推荐孩童多加摄取的饮品。除非饮用过量，不然牛奶对肠胃功能比较虚弱的人来说，比较不容易产生胃胀反应，可说是老少咸宜的优质饮品。

少部分人拒喝牛奶的原因，除了天生的乳糖不耐症，大都源于这种天然奶类（例如羊奶）有一股淡淡的腥味。建议可以试着用蜂蜜去除腥味，兼顾养生效果。

蜂蜜，成分除了维生素、矿物质、氨基酸之外，还有单糖类的葡萄糖及果糖，因此吸收时不需再次分解为单糖，比蔗糖更容易被人体吸收。

若从中医观点来看，蜂蜜性味甘、平，具有抗氧化、润肠、助消化的功能，还有提升人体免疫力的效果，是从三国时代流传至今的养生饮品。加上喝起来甜甜的关系，很少小朋友可以抵挡蜂蜜牛奶的可口。不过，由于蜂蜜含糖的关系，须注意每日摄取量，以免造成肥胖危机。

17

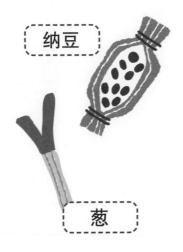

纳豆

葱

## 纳豆与葱促进益生菌，打造健康好肠道

被称为"日本国豆"的纳豆，虽然因为怪异的口味让多数人难以接受，但不可否认纳豆对人体的贡献着实难以想像。

一位日本的心脑血管专家须见洋行博士，在1980年某日的下午两点半用纳豆提炼的物质进行血栓实验，却在3小时后发现血栓已溶解2毫米之多，从此这个"两点半实验"名留青史，也让提炼出的"纳豆激酶"震惊全球。由此可见，纳豆对于保护心血管及降血压，具有如何惊人的疗效了。

纳豆中的"纳豆菌"，因为属于耗氧菌的关系，能有效吸收肠道中的氧。目前已知对人体有益的益生菌，高达95%皆属厌氧菌，虽然少部分坏菌也属厌氧，但纳豆的确可以调整肠胃健康。纳豆中还富含卵磷脂，也就是不饱和脂肪酸，以及蛋白质、维生素A、B、E群和纤维，对人体来说有百利而无害。

有些人喜欢纳豆配葱一起吃，口感上虽然比较重，但因为葱会促进排气，一样有助于维护消化系统的健康，不过不宜过量，否则会使厌氧菌过量增生，导致肠道菌失调。

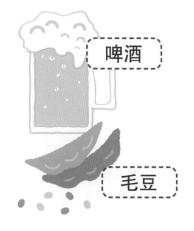

啤酒

毛豆

## 高嘌呤的啤酒与毛豆，是诱发痛风的主因

很多卖酒的餐厅、酒吧、海产店，多数时候会提供下酒菜——毛豆让客人免费吃到饱，于是啤酒与毛豆就这样在不知不觉中潜移默化为大众心目中的哥儿俩好。

虽然有时候中医会通过"药酒"助人调节体质，但属"冷性"的啤酒并非善类。长期且大量饮用，会使胃黏膜受伤、提高口腔癌与食道癌的概率。且啤酒的大麦汁含有钙、草酸与嘌呤核酸等成分；毛豆本身也含有大量的植物性嘌呤，都会增加人体中的尿酸量，诱发痛风或胆肾结石、泌尿系统的恶化及筋骨酸痛。

毛豆之所以与啤酒形影不离，一方面是夏天容易大量出汗，使人感觉疲乏、嗜睡；另一方面是夏季高温潮湿，实在很难抵挡冰凉啤酒的诱惑。几杯冷性的黄汤下肚，会让人温度下降（即为身体处于自然的休息状态）。含钾量高的毛豆，可帮助弥补因出汗流失的钾，舒缓人体无力或食欲下降的可能，客人才能在店里待得更久。但是，只要个人控制得宜，就可以远离痛风危险。

19

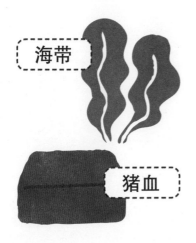

海带

猪血

过量铁质会延长粪便滞留肠胃时间，引起便秘

"铁"是人体不能缺乏的矿物质，也是形成血红素的主要来源。若铁质吸收不足，会造成疲倦、头晕、脸色苍白、心悸、呼吸急促等现象。尤其女性每个月都有生理期的关系，情况更严重，所以女性所需的铁质较多，每日约 15 毫克；男性则为 10 毫克。

除了内脏类食材含有丰富的铁质，例如猪肝、猪血，也能提供大量铁质，以及维生素 $B_2$、C、K 与蛋白质、磷、钙、尼克酸等营养。而且猪血中的铁质是以血红素的形式存在的，更容易被人体吸收。

从猪血发展而来的家常菜"海带猪血汤"，因为添加了富含碘、蛋白质、铁质、胡萝卜素、叶酸等元素的海带，看似健康，实则须注意这两种含铁食物的并食有可能摄取过量铁质而引起便秘。

过量的铁质会造成肠胃蠕动缓慢，延长粪便滞留肠胃的时间。因此，建议有便秘症状的人，最好一天饮用至少 2000 毫升的水，或食用保健类的深海鱼油、月见草油胶囊，借此润滑肠胃，以达到排便顺畅。

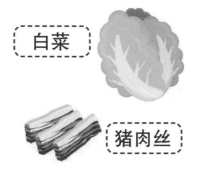

白菜

猪肉丝

## 大白菜会降低人体代谢猪肉乳酸的效率

白菜炒猪肉丝这道菜因为食材准备及烹调过程简单，常见于餐厅、自助餐或一般家庭。

中医的"肉补"可分为几种：平补（如鸡肉）、毒补（如鸭肉和鹅肉）和益补（如牛肉和羊肉）。

至于猪肉，虽有滋阴、润燥的效果，但食用时搭配不慎，反会损耗精气，产生"阴虚火旺"的结果。尤其现代人工作忙碌，日夜颠倒或压力过大是常态，晚上睡不好、白天精神也不佳屡见不鲜，即为虚火旺盛的缘故。再加上猪被宰杀时，身体的代谢机能看似终止，实际上肌肉仍在进行生理代谢，最后留在猪肉上的毒物就是"乳酸"，人们吃下肚后容易在体内残留丙酮酸，因此易感疲倦、筋骨酸痛或痛风，是比鸭肉、鹅肉更不好的肉品。

大白菜虽然含有大量纤维，而且中医认为具有通利肠胃之效，但本属"寒性"的大白菜，反而会降低人体代谢猪肉酸性的效率，致使乳酸囤积，建议改用红凤菜或菠菜为宜。

21

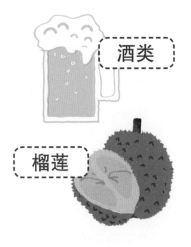

酒类

榴莲

## 榴莲中的硫化物会抑制乙醇脱氢酶的代谢

网络说法：一位年仅 28 岁的年轻人在泰国旅游时吃了很多榴莲，之后又喝了酒，结果引发心脏病猝死。泰国明文规定：食用大量榴莲后的 8 小时内不能饮酒，因为榴莲配酒等于夺命砒霜！

素有"果王"之称的榴莲，虽然有一股怪味，但仍受不少人喜爱。当中丰富的营养：蛋白质、脂肪、维生素 A、B 和 C 以及充足的热量，对早期的人来说，无疑是天然的健康补品。如果与酒类搭配，虽然不至于像前述的传言那么可怕，但的确会对人体的心血管及肝脏造成负担。

当我们喝酒——也就是乙醇的时候，首先会在肝脏的"乙醇脱氢酶"作用下，变成乙醛和乙酸，最后被人体利用，生成能量、二氧化碳和水排出。因为榴莲含有"有机硫化物"，会抑制乙醇脱氢酶的活性，降低人体对酒精的解毒能力，如果吃下非常多的榴莲，其实是有酒精中毒的可能。

实际上因此猝死的案例非常少，反而酒后发生车祸等意外或本身有心、脑血管病的人诱发猝死的情况更多，建议仍要视自身状况，两者不宜吃过量。

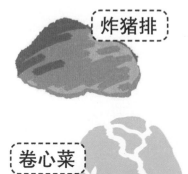

炸猪排

卷心菜

## 卷心菜中的纤维，能帮助吸收炸猪排的脂肪

网络说法：最受国人欢迎的日式料理，莫过于平价又美味的炸猪排饭了。但是，因为炸物吃久了，容易让人感觉到油腻的口感，日本便研发出搭配卷心菜丝的吃法，无疑是兼顾美味和营养的方法！

猪肉富含的油花本来就比牛肉、鸡肉的还高，再加上油炸处理，吃下肚很容易摄取过量脂肪。以 100 克炸猪排而言，就有 18.5 克的脂肪，占其营养成分的 61%（剩下的 39% 为碳水化合物）。因此，建议不宜单食炸猪排过多，以免成为肥胖及高血压的高危险群。

但是，炸猪排若能搭配卷心菜丝这种内含大量膳食纤维的叶菜类蔬菜，就可以刺激肠胃蠕动、维持肠道健康，帮助吸收炸猪排中的多余油脂、化解油腻，同时还能预防便秘等症状。

虽然大蒜中的蒜油，吸收脂肪的效果比卷心菜更好，却没有卷心菜中丰富的叶酸和抗氧化成分，加上来源取得方便，以及人人都能食用的特性，卷心菜是最适合现代人忙碌生活食用的健康食材。

23

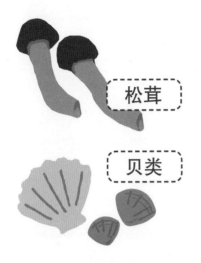

松茸

贝类

## 寒性的贝类海鲜，会降低松茸的强身效果

具有强身、补气、止痛、益肠胃的松茸，不只在中医眼中是十分名贵的补品，其惊人的营养价值——包括蛋白质、维生素 $B_1$ 和 $B_2$ 等，经医学证实，具有治疗糖尿病和抗癌的效果，甚至可以与灵芝、人参并驾齐驱，为名副其实的"野菇之王"。

部分贝类海鲜富含蛋白质、维生素以及矿物质等营养，具有强身之效，容易让人产生和松茸、贝类一起食用可以"补上加补"的错觉。但不论是蛤蜊、牡蛎、扇贝还是田螺，皆属寒性，反而会降低松茸等高贵补品的疗效。

中医将食物属性分为"四气"（或称"四物"），即为"寒、凉、温、热"，以食物作用于人体产生的反应归纳而出。虽然寒性食物多能抑制热症，却有降低或损伤人体阳气的副作用。例如绿豆、西瓜这种夏天非常受欢迎的甜点或蔬果，多具有清热泻火的作用，但阳气不足、虚寒体质的人应避免食用。尤其像松茸这种补品，宜与温性食材搭配食用，例如姜片，以达健身之效。

茶泡饭

海带

# 寒性的海带与刮胃的茶，会增加肠胃负担

从日本传进的海带茶泡饭，是许多人爱不释手的佳肴。但是，从中医的观点来看，长期且大量食用，会对肠胃造成不良影响。

具有"长寿菜"美称的海带，含有维生素C、钙、铁等营养素，以及大量的碘，是人体合成甲状腺素的主要来源——头发的光泽就是由甲状腺素作用而来，是养发的必备圣品；还能刺激垂体，降低女性体内的雌激素，纠正内分泌失调，更有预防及治疗癌症的效果。加上海带中的膳食纤维属于水溶性的，会促进胃部排空，有助于控制饭后血糖上升的速度。可是若与茶泡饭搭配食用，则成为肠胃消化不良的原因之一。

碱性的茶会与酸性的胃酸中和，不利消化，而且茶泡饭会增加人们食用的速度，减少对食物的咀嚼，增加消化系统的负担。加上茶泡饭多以绿茶为主，中医认为绿茶性凉，畏寒的人也不宜食用。

虽然从另一个角度来看，海带茶泡饭具有一定的营养价值，但最好能搭配温性食材，如姜片；或是一点肉类，如柴鱼，以减少食物寒性。

25

柿子

螃蟹

**单宁酸与蛋白质作用，导致凝固物滞留肠道**

网络说法：螃蟹不仅不能跟柿子一同食用，凡是含有维生素 C 的食材都不适合跟螃蟹一同食用。螃蟹是甲壳类生物，含有五钾砷，本来对人体没什么影响，但是在维生素 C 的作用下，会变成三钾砷化物，也就是大家常说的砒霜，造成中毒。

可能因为这个原因，农民历的食物相克表总是注明螃蟹与柿子为食物搭配的大忌，自此以讹传讹，让许多长辈对这两样食物拒而远之。实际上谣言所说的"中毒"症状，包括恶心、呕吐、腹痛、腹泻等，只是单宁酸与高蛋白质凝固、卡在肠道的症状，并非砒霜所致。

富含钙、磷、钾、镁、碘等矿物质的柿子，其维生素 C 的成分，甚至比一般水果高出 1 ~ 2 倍，具有很高的营养价值。因含有单宁酸的关系，若刚好吃到像螃蟹这种含有高量蛋白质的食材，单宁酸就会发挥收敛作用，抑制消化液分泌，使凝固的物质留在肠道内发酵，所以假中毒的症状，只是肠道不通引起的。另外，有些人习惯吃茶叶蛋果腹，要记得避免饮用浓茶，否则可能会引发相同的症状。

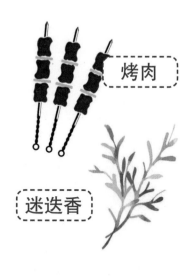

烤肉

迷迭香

**硫化物的成分，可有效杀死转换亚硝胺的细菌**

中秋节前后，家家户户必定参与烤肉盛会。不过有多少人知道，吃进嘴里的香喷喷烤肉，其实是致癌的主因？

香肠、腊肉、火腿、热狗、培根等各种加工食品，因为考虑到口感、保存期限及卖相色泽的关系，制造时往往添加亚硝酸盐，它是目前多数国家均许可的食品添加物。

亚硝酸盐原本对人体无害，可是在高温烹调的过程中——包括煎、炒、炸、烤，会产生化学作用，形成"亚硝胺"的致癌物，甚至亚硝酸盐与含胺类的食材搭配，例如秋刀鱼，也会在消化过程中结合成亚硝胺。此时搭配迷迭香这种香料，可以减少亚硝胺的形成概率。

迷迭香和油腻的烤肉搭配，能让油腻的食物吃起来更爽口；当中的硫化物（即丙烯），不只让我们吃进嘴里有辛辣感，也是把亚硝酸盐转化成亚硝胺的细菌最怕的成分。除了迷迭香，葱也有相同功效，或者事先烹煮食材让亚硫酸盐流失后再烤，也是不错的抗癌方法。

27

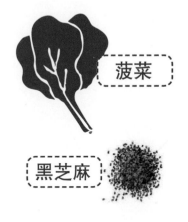

菠菜

黑芝麻

补铁良方：高营养菠菜与高铁质的黑芝麻

一般较为人所知的补血方法，大概就是吃动物内脏，例如猪肝，但并不是每个人都喜欢这类食物，尤其是茹素的人。此时不妨试试"菠菜与黑芝麻"的搭配。

卡通《大力水手》的卜派只要吃了菠菜就会变成大力士，让许多人对菠菜留下"铁质含量第一名"的印象。就综合营养来看，菠菜的确可以称为"蔬菜之王"——500克即有2个鸡蛋左右的蛋白质，维生素A甚至比胡萝卜还多，维生素C也是西红柿的3倍，但其铁质含量在含铁食材的排名中顶多只能算中等。不过搭配黑芝麻，无疑补足了这部分的缺憾。

含有不饱和脂肪酸、DHA、维生素E与卵磷脂的黑芝麻，具有保护心血管、醒脑、抗衰老等功效，且每100克就有24.5毫克的铁质，比白芝麻的更高，对贫血或孕期前后的女性来说，实为重要。

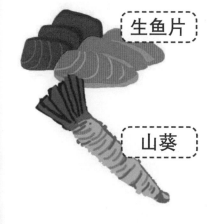

生鱼片

山葵

## 生鱼片中残存的病菌，就靠山葵的杀菌效果

鱼类富含对人体大有益处的鱼油，堪称全世界最爱吃鱼的日本人因此成为全球最长寿的民族。不过，未经高温烹煮的生鱼片容易让病菌残活，所以通常会搭配由山葵（Wasabi）磨制成沾酱食用。

很多人常将芥末与山葵混为一谈——两者同属十字花科的芥属，也都有辛辣刺鼻的味道，但差别在于芥末通常是黄色的，常用于西方餐点，如三明治、热狗堡；后者来自山葵根部，多磨成细泥食用，且为绿色，常伴随生鱼片或握寿司出现。

虽然不是每个人都习惯山葵的味道，但属于辛料类的山葵，不但具有杀菌效果，让我们在品尝生鱼片美食之余不至于将残存的病菌吃下肚，还有精油及维生素C等物质，具有防腐、健胃、缓解疼痛、促进发汗与食欲的功能。

生鱼片与山葵，无疑是日本料理的独特搭配——借由山葵清新的气味及独特的辣味提升鱼肉的鲜甜，以达去腥之效，让任何人都能轻易接受这项异国料理。只是食用时必须注意分量不宜过多，否则会使味觉麻痹而吃不出美食口感，实为可惜。

29

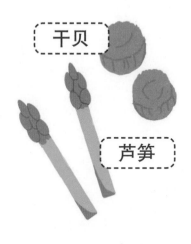

干贝

芦笋

## 味咸的干贝与高嘌呤的芦笋，可能造成痛风

华人世界一年一度的春节，家家户户莫不选购昂贵食材过好年，干贝就是常见的年节佳肴——煮汤、快炒都适合，不只是人间美味，其营养价值在海鲜中也名列前茅。

干贝的蛋白质含量高达 61%，是鸡肉、牛肉、鲜虾的 3 倍；矿物质含量远高于鱼翅和燕窝。不过因为大部分海产带有自然的咸味，加上多数人的饮食习惯偏重口味，烹调过程容易添加过多调味料，不知不觉增加了肾脏的负担。如果又与芦笋鲜炒，很可能成为罹患痛风的主因。

芦笋的营养价值除了富含比一般蔬果还高的蛋白质和维生素，所的矿物质还有调解机能代谢、提高免疫力的功效，对心血管疾病及水肿严重的人来说，有不错的食疗效果。因此它不只是世界十大名菜之一，在国际市场更有"蔬菜之王"的美称。但因为它所含的嘌呤成分较高，痛风患者不宜多食。

嘌呤是组成人体所需蛋白质的重要成分，分解后会形成尿酸，长期且大量食用芦笋，日积月累就会形成痛风。所以味咸的干贝与高嘌呤的芦笋，两者不应同时食用。

网络说法：红糖内含草酸和苹果酸，与蛋白质结合后，会让豆浆在有机酸的作用下发生"变性沉淀物"，不仅降低营养价值，还会让人体对铁、铜等微量元素吸收减少。

在古代中国的社会里，因为牛奶很稀有，只有王公贵族喝得起，老百姓为了一解喝牛奶的干瘾，只好把大豆磨成浆，却意外发现豆浆拥有极高的营养价值，便这么一代一代地流传至今。尤其对少部分没办法喝牛奶的人来说，豆浆几乎成为牛奶的替代品，赢得"华人界牛奶"的称号。

随着人们饮食习惯的改变，加糖的豆浆更受欢迎，所以现在坊间贩售的豆浆，多以有糖为主。不过近年养生意识抬头，有人提倡添加古法制作的红糖，兼顾营养之余，还能提升豆浆香气。

虽然红糖的确含有草酸和苹果酸，但含量非常少，并不如我们想像中那么容易与蛋白质的钙离子结合，所以民间谣言并不可信，只是加糖时务必注意分量，以免增加热量。

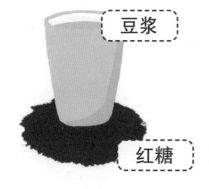

豆浆

红糖

## 红糖中微量的有机酸，不容易与蛋白质结合

31

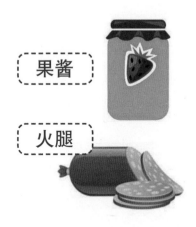

果酱

火腿

加工食品的添加物，影响肝肾的正常运行

加工食品几乎已经是消费者的采购主流，优点包括价格便宜、购买方便、保存期限长，还十分可口。例如吐司夹果酱或火腿这样的早餐，在我们生活中屡见不鲜。不过也因为人们长期食用这些加工食品，各式病症接踵而至，是不折不扣的现代文明病。

新鲜水果因为保存期限不易，容易腐烂，而且食用之前还要先洗干净、削皮或切块。即使很多人明知天然食材最健康，却还是选择浓稠饱满、物廉价美又方便的人造果酱。但是看看市售的果酱成分，包括食用色素、防腐剂、凝胶剂、果胶等，大部分都会危害人体健康，导致例如过动症、过敏反应，甚至癌症。加上有些人喜欢吃甜甜咸咸的三明治，除了果酱还要加一片腌制火腿，长期如此会引起肝肾功能不良。

经过盐渍、烟熏、干燥处理的火腿，其制造过程往往添加保色剂、水分保持剂、防腐剂、增味剂等，以及大量的调味，例如食用香精或高盐高钠。虽然中医上认为此类食品比较适合脾胃久泄、胃口不开者，但如果长期且过量食用，会造成胀气、水分不易排泄，以及肝肾功能失调的可能。

举凡麻油鸡、姜母鸭、羊肉炉、药炖排骨等，都是以中药为底、久熬数十个小时的药膳补品。根据流传至今的中医记载，这并不是空穴来风的说法，只要食补得宜，就有"益气补血"的效果，因此冬令进补蔚为华人普遍的习惯。但是，食补最容易犯的错误，就是低估了油量及盐分。

大多数人习惯重口味的关系，不少店家宁愿为了美味口感而舍弃健康，油量及调味料添加过多，造成肝肾负担；也不一定会花功夫捞除浮油，让原本应该具有食补效果的高汤，变成脂肪和热量的主要来源。

一边吃着药膳补品一边吸烟者亦大有人在，非但不能强身，反而会产生反效果。根据中医记载，香烟会让人的火气熏浊，损耗精、气、血，若与补品共食，会造成口干、上火等症状。

药膳补品若与酒类搭配，会让体质湿热，造成肝、肾损害，但中医药酒不在此限。至于许多西医提倡的红酒，虽然当中的葡萄籽具有花青素成分，睡前喝50毫升是有益身体健康的，但仍不建议与补品搭配服用。

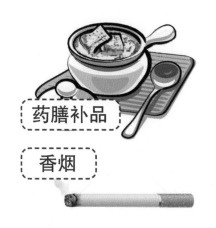

药膳补品

香烟

## 过油过咸的药膳补品，不宜与香烟搭配食用

网络说法：刚喝完牛奶就吃橘子，会让牛奶中的蛋白质与橘子中的果酸和维生素 C 凝固成块，影响吸收，而且还会造成腹胀、腹痛、腹泻等症状。

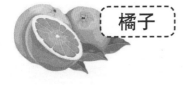

牛奶

橘子

蛋白质受到任何物理或化学刺激时，例如酸、碱、尿素、有机溶媒、重金属、热等，都会改变其分子结构。所以，不论是牛奶＋橘子、咸豆浆＋醋，还是牛奶＋柠檬，产生结块是非常自然的现象。

根据大部分人的经验，"蛋白质遇酸会凝固"大概是生活中最常见的状况，所以可能有人自行与水果中的果酸产生联想，以为凝结成块的固状物会卡在肠胃无法排出，造成腹痛等病症。这样的谣言看似很有道理，实际上却不可能，因为胃酸是远比果酸还酸的消化液。

胃酸的 pH 值界于 1 至 2（越酸的液体 pH 值越低，碱性则相反），主要由氯化钾、氯化钠及少量盐酸构成。在这种极酸的环境下，除了可以破坏蛋白质结构，还能加速蛋白酶的分解过程，让人体轻易吸收钙或铁的营养成分。所以，就算牛奶与橘子在胃部结块，也能被胃酸分解，是正常的消化过程。

## 胃酸可以轻易分解果酸引起的蛋白质凝块

柿子

水果酒

水果酒的水分及营养，
弥补柿子的不足

有句农谣说："七月石榴八月梨，九月柿子黄了皮"。过了炎炎夏日，就是柿子的盛产季节。柿子吃起来甜甜的口感，深受小朋友与年轻人喜爱。

富含 β-胡萝卜素、维生素 A 和维生素 C 的柿子，理论上应属多多益善的好蔬果，却像苹果一样具有"吸水"的特性——过量食用会吸干肠道的水分，导致便秘的可能。尤其是经过太阳曝晒或腌渍制成的柿饼（柿干）、柿脯，水分含量更少，所以食用柿子时，一定要喝够充足的水分。

柿子与水果酒算是不错的搭配，一方面是水果酒含有大量水分，另一方面，水果酒的酿造过程中必须添加尚未完全发酵的葡萄，因此保留了葡萄籽，也就是花青素的成分；再加上水果制成的酒类饮品，仍保有少量的营养，搭配起来兼顾口感与健康。但过量饮用酒精饮品仍会对身体造成伤害，务必遵循适量的原则。

35

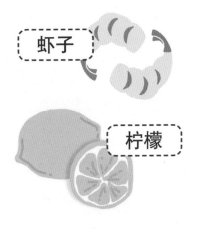

虾子

柠檬

## 五钾砷的转化，不会因为吃柠檬虾而发生

网络说法：美国芝加哥大学的研究人员通过实验发现，虾等软壳类食物含有大量浓度较高的五钾砷化合物。这种物质本身对人体并无毒害作用，但在服用维生素 C 之后，由于化学作用，使原来无毒的五钾砷转变为有毒的三钾砷，就是人们俗称的砒霜！

高剂量的维生素 C 与五钾砷，在实验室的确有因前述理由转化成三钾砷，因为许多不可变因都在控制内。但临床上却不曾发生同时吃虾和柠檬就死亡的案例，可大致归纳为以下几个原因：

1. 维生素 C 含量不够多：100 克的柠檬汁仅有 43 毫克的维生素 C。也就是说，即使喝完 1000 毫升的柠檬汁，才等于一片 500 毫克的维生素 C 补充锭。就算是一盘泰式柠檬虾，也不会使用这么多柠檬。

2. 维生素 C 被破坏：食物经过高温烹煮会流失营养，所以我们吃下肚的营养并不是很多。

3. 虾并非高砷食物：根据检测，最容易残留重金属的虾头从结果来看，市面上我们吃得到的虾都没有无机砷超标的现象，所以这不过是空穴来风的网络谣言，切勿相信。

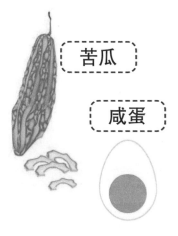

苦瓜

咸蛋

## 钠钾含量偏高的咸蛋，由苦瓜帮助人体平衡

虽然咸蛋属于蛋类，因此蛋类应有的营养素几乎一应俱全，但是大多数人的饮食口味偏重，特别喜爱这种经过腌渍处理的咸蛋，殊不知当中的钠、钾离子都偏高——根据世界卫生组织的建议，每人每天摄取的盐分以不超过6克为宜，但区区一颗咸蛋的就已经接近，甚至超过标准值。

若长期食用咸蛋，容易导致高血压、脑中风、胃黏膜受损等病症。不过，搭配苦瓜食用的话，不但能盖过苦瓜的苦味，让餐点吃起来更美味，还能达到营养上的平衡。

号称"瓜中之王"的苦瓜，不只维生素A含量在瓜类中属一属二，丰富的维生素C更是丝瓜的10至20倍，还含有类黄酮素的多酚物质，具有抗氧化、抗癌、预防心血管疾病的功效，其称号并非浪得虚名。

而且，苦瓜口感凉而不腻，夏天吃起来不仅凉爽舒适，适合凉拌做成开胃菜，尚具降火、排毒的作用，成为与牛蒡齐名的养生防癌食品，正好可以和高钠高钾的咸蛋达成平衡，简单吃出一身好健康。

37 G

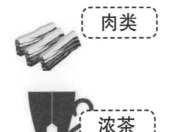

肉类

浓茶

鞣酸与蛋白质作用，影响肠道，形成便秘

相传自远古的神农时代，即因尝百草发现茶叶的功效，所以中国人喝茶的历史，可以从西元 2700 年前追溯；甚至一句从宋代流传至今的谚语："清晨一杯茶，饿死卖药家"，可见茶叶的优越之处，是其他饮料无法比拟的。

茶叶具有消热解暑、去油解腻、降火明目等作用，还对现代疾病有一定的药理功效。但很多人不知道的是，"什么时候饮茶"也是一门学问。例如饭后一杯茶，大家都以为有助消化，其实很容易形成便秘与脂肪肝。

肉类食品多为蛋白质，茶叶则含有大量鞣酸，与蛋白质作用后，会产生具有收敛性的鞣酸蛋白质，降低消化液活性，让肠道蠕动变慢，不但不利于吸收蛋白质与铁质，还容易造成便秘。

粪便本为人体吸收完营养素之后的排泄物，若滞留肠道时间过久，会增加有毒物质对肝脏的伤害，进而引起脂肪肝。想要靠茶喝出健康，最好在饭前、饭后一小时再喝，也不要空腹饮茶。如果是情绪容易不稳定、睡眠欠佳的人，睡前还是少饮或不饮茶为宜。

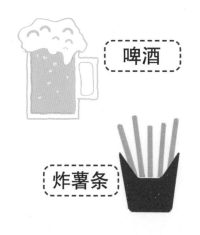

啤酒

炸薯条

判断优先代谢乙醇的肝脏酵素，会导致肥胖

眼看夏季即将到来，湿闷的气候压得人喘不过气。对许多人来说，冰凉的啤酒无疑是最好的解暑妙方，尤其许多酒吧还有提供炸薯条的餐点——即使大家知道酒精和油炸物都不是健康的食品，但两者的搭配既满足口腹之欲，又让人大呼过瘾，实在很难拒绝，却对人体具有 1+1>2 的杀伤力。

人体代谢乙醇（酒精）与脂肪的肝脏酵素是类似的，当两者同时被我们吃下肚时，身体会自动判断酒精的影响较大而优先代谢，变成炸薯条的脂肪几乎全数被吸收并囤积腹部，形成啤酒肚。

另外根据研究发现，炸薯条中含有大量的反式脂肪酸，是一种完全由人类制造出来的食品添加物，在自然界的含量几乎为零，容易导致生理功能出现障碍。例如反式脂肪酸会对促进人类记忆力的一种胆固醇具有抑制作用，所以青壮年时期饮食习惯不良，若喜爱食用炸薯条、洋芋片、奶油蛋糕、饼干等食物，老年罹患痴呆症的概率更高；还会让防止心血管疾病的胆固醇含量下降、增加人体血液浓稠度，引发冠心病和血栓。

39

**热牛奶**

**糖**

## 吃进大量的高等糖化终产物才会危害健康

网络谣言：将糖与牛奶放在一起加热，牛奶中的赖氨酸就会与糖在高温下产生反应，生成有害物质"糖基赖氨酸"，不仅不会被人体吸收，还会危害健康。

经过研究证实，当糖与氨基酸经过加热处理时，就会产生美拉德反应，形成"高等糖化终产物"，导致各种心血管疾病。

美拉德反应是现代食品工业中常见的应用，包括啤酒的酿造、面包在发酵过程中带有淡淡咖啡色及香气，甚至连久放的水果变成咖啡色，都是梅纳反应。所以，"理论上"说来，热牛奶＋糖的确会危害健康，但是，牛奶本来就含有微量乳糖及大量的蛋白质，而氨基酸就是组成蛋白质的主要成分，所以不管牛奶有没有加糖，只要经过加热就会发生美拉德反应。

至今尚未听闻有人喝了太多热牛奶而死亡的案例，因为"高等糖化终产物"的量必须多到一定水准才有致人死亡的可能。不过还是建议大家，平时应避免在热牛奶中加糖，或加糖的牛奶不要加热，减少吃进"高等糖化终产物"的机会。

多数人听过银杏这种古老的中药素材，却不像熟知人参这般清楚知道银杏有什么效果。根据《本草纲目》记载，白果（即银杏）小苦微甘，性温有小毒，多食令人腹胀；熟食温肺、益气、定喘嗽、缩小便，止白浊，生食降痰，消毒杀虫。由此可见，使用正确的食用方法，银杏当然有益人体健康；但用错方法，反而会产生毒性。

举凡现代人常饮用的咖啡、碳酸饮料、茶、酒，或是芝士、香肠、热狗等发酵物或腌制类食物以及部分抗忧郁药物，都含有乙酚（Tyromine）的成分。若体内囤积大量乙酚，会促使神经末梢释放多巴胺，引起头痛、心跳加速、恶心、高血压、中风等危险症状。在正常情况下，人体内的很多器官，包括脑、血管、肝脏等，都有单胺氧化酶（Monoamine Oxidase，简称MAO）的酶素帮助代谢乙酚。但银杏中"单胺氧化酶抑制剂"的成分会影响人体代谢，所以别认为银杏是中药材就对健康百利而无害，尽可能不要一边喝酒一边服用食物、药物、补品，才是最健康的方法。

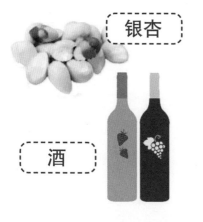

银杏

酒

银杏中的『单胺氧化酶抑制剂』成分会影响人体代谢

火腿

优酪乳

## 优酪乳搭火腿，促使亚硝酸盐形成亚硝胺

像是三明治、汉堡、意大利面等料理，几乎都可以见到火腿的踪迹。一顿饱餐后，大家又习惯喝帮助消化的优酪乳，殊不知火腿与优酪乳搭配食用，很容易产生"亚硝胺"的致癌物。

人体吃进亚硝胺的来源，大致可以分成三种：

1. 直接吃到含亚硝胺的食物，例如啤酒、咸肉干。

2. 吃到含硝酸盐的蔬菜或食物，由肠胃道细菌代谢，再由口腔细菌分解为亚硝酸盐，最后在肠胃合成亚硝胺，例如萝卜、大白菜、芹菜、雪里蕻和茄子。

3. 亚硝酸盐的食物与含胺类食物混吃，例如香肠＋酸奶、腊肉＋秋刀鱼、火腿＋优酪乳。

广告常说优酪乳比牛奶更容易吸收、助消化，还能减肥瘦身，这并不是空穴来风，只是更多人不知道优酪乳含胺，会增加亚硝酸盐在肠胃的浓度，提高亚硝胺的生成概率。不过，平常只喝优酪乳的话，则具有抑制肠道细菌合成亚硝胺的效果。

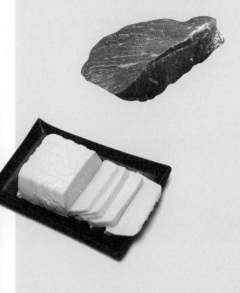

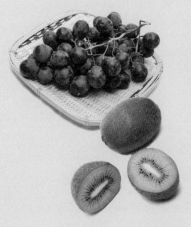

# 常见食材新鲜挑、新鲜做！

「吃得饱、吃得好」对大家来说，不是件难事。但是，懂得如何运用食材的特性以及保存方法，并慎选优质食物，避开「地雷食物」，才能提升免疫力、预防疾病的侵袭！

43

# 大白菜

**【别名】**
包心白菜、结球白菜、白菜、黄芽菜、黄矮菜、菘。

**【性味归经】**
性平，味苦、辛、甘；归肠、胃经。

**功效** 大白菜具有通利肠胃、清热解毒、止咳化痰、利尿养胃的功效，是营养极为丰富的蔬菜。常食可增强抵抗力和降低胆固醇，对伤口难愈、牙周出血有防治作用。

**营养成分**
含蛋白质、脂肪、多种维生素、粗纤维、钙、磷、铁、锌等。

**选购**
挑选包得紧实、新鲜、无虫害的大白菜为宜。

**贮存**
报纸包裹放置于阴凉处，约可保存一星期；若以报纸包裹好，再以密封袋存于冰箱，则可保存约两星期。

**适宜用者**
脾胃气虚者、大小便不利者、维生素缺乏者。

**不宜用者**
胃寒者、腹泻者、肺寒咳嗽者。

## 白菜炒菌菇

**材料:**
大白菜 200 克，鸿喜菇 60 克，香菇 50 克，姜片、葱段各少许，盐 3 克，蚝油、水淀粉、食用油各适量。

**做法:**
1. 洗净的鸿喜菇切去老茎；香菇切片；大白菜切小块。
2. 锅中注水烧开，加入少许盐、油，倒入白菜块、香菇和鸿喜菇焯烫 30 秒后捞出。
3. 起油锅，放入姜片、葱段爆香，倒入焯煮过的食材，再加入适量蚝油、盐，炒匀，用水淀粉勾薄芡后转中火快速翻炒一会即可。

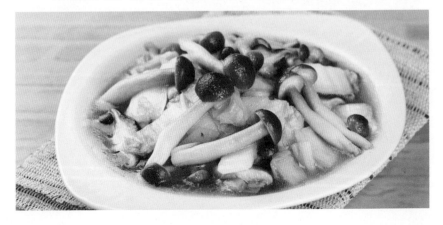

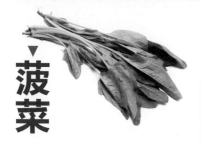

# 菠菜

## 【别名】
赤根菜、鹦鹉菜、波斯菜、菠稜菜、飞龙叶。

## 【性味归经】
性凉，味甘、辛，无毒；归肠、胃经。

**功效** 菠菜具有促进肠道蠕动的作用，利于排便，对于痔疮、慢性胰腺炎、便秘、肛裂等病症有食疗作用，还能促进生长发育，增强抗病能力，促进人体新陈代谢，延缓衰老。

### 营养成分
含蛋白质、脂肪、碳水化合物、维生素、铁、钾、胡萝卜素、草酸、磷脂等。

### 选 购
宜选择叶片前端呈开展状，根与茎均短小，且根部呈鲜红色，全株完整无黄萎，叶片肥厚有弹性者。

### 贮 存
以报纸包起来，装进塑胶袋中，然后放进冰箱冷藏，根部朝下保存。

### 适宜用者
电脑工作者、爱美者、糖尿病患者、高血压患者、便秘者、贫血者、坏血病患者、皮肤粗糙或过敏者。

### 不宜用者
肾炎患者、肾结石患者、易腹泻患者。

## 芝麻洋葱拌菠菜

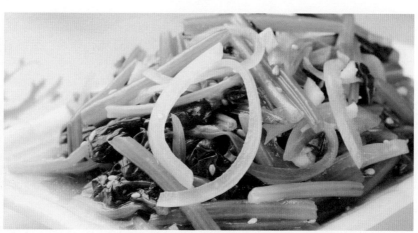

**材料：**
菠菜 200 克，洋葱 60 克，白芝麻 3 克，蒜末少许，盐 2 克，白糖 3 克，酱油、凉拌醋、芝麻油各适量。

**做法：**
1. 洗净食材；洋葱去皮切丝；菠菜切去根部后再切段。
2. 锅中注水烧开，先放菠菜焯烫 30 秒，再倒入洋葱搅匀，煮 30 秒后全部捞出沥干。
3. 将菠菜、洋葱装入碗中，加少许盐、白糖、酱油、凉拌醋、蒜末搅拌至食材入味，淋入少许芝麻油，撒上白芝麻，搅拌均匀即可。

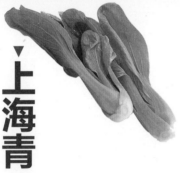

# 上海青

**【别名】**

汤匙菜、大头白菜、青梗白菜、薹薹、上海青、油白菜、苦菜。

**【性味归经】**

性温，味辛，无毒；归肝、肺、脾经。

**功效** 上海青具有活血化瘀、消肿解毒、促进血液循环、润便通肠、美容养颜、强身健体的功效，对游风丹毒、手足疖肿、乳痈、习惯性便秘、老年人缺钙等病症有食疗作用。

**营养成分**

含有维生素A、维生素C以及钙质、叶酸、胡萝卜素等。

**选购**

以叶片完整、新鲜脆嫩、坚挺无病虫危害或黄化、腐烂者为最佳。

**贮存**

用报纸包起来，再放进塑胶袋中密封，根部朝下，放进冰箱冷藏，可延长其保存时间。

**适宜用者**

口腔溃疡者、齿龈出血者、淤血腹痛者、癌症患者。

**不宜用者**

怀孕早期妇女、小儿麻疹后期、患有疥疮和狐臭的人。

## 上海青雪花汤

**材料：**

上海青1/2碗，蛋白1个，生粉5克，高汤100毫升。

**做法：**

1. 将上海青洗净后切碎，加入蛋白，拌匀后备用。

2. 将生粉以1：2的比例调入水中，制成水淀粉。

3. 将高汤煮沸，调入水淀粉勾芡。

4. 将做法（1）的食材缓缓倒入做法（3）的锅中，煮沸即可。

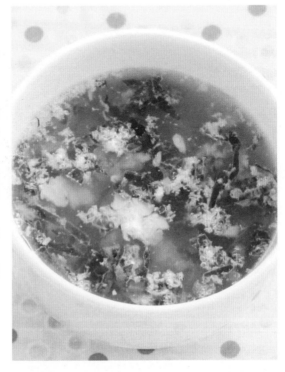

# 芹菜

【别名】
蒲芹、香芹、药芹、水芹。

【性味归经】
性凉，味甘、辛；归肺、胃、肝经。

功效 芹菜有清热除烦、平肝、利水消肿、凉血止血的作用，对高血压、头痛、头晕、暴热烦渴、黄疸、水肿、小便热涩不利、妇女月经不调和赤白带下、淋巴结肿大、腮腺炎等病症有食疗作用。

营养成分
含蛋白质、甘露醇、食物纤维、钙、铁、磷以及丰富的维生素 A、C、P 等。

选 购
要选色泽鲜绿、叶柄厚、茎部稍呈圆形、内侧微向内凹的芹菜。

贮 存
除去叶片后，放进塑胶袋中，再置于冰箱冷藏，可延长保存期限。

适宜用者
高血压患者、动脉硬化患者、缺铁性贫血者及经期妇女。

不宜用者
脾胃虚寒者、容易腹泻者。

## 芹菜拌海带丝

材料：
水发海带 100 克，芹菜梗 85 克，胡萝卜 35 克，盐 3 克，芝麻油、凉拌醋、食用油各少许。

做法：
1. 洗净食材；芹菜梗切小段；胡萝卜去皮切丝；海带切粗丝。
2. 锅中注水烧开，加少许盐、油，倒入海带丝、胡萝卜丝拌匀，焯烫1 分钟后再倒入芹菜梗拌匀，焯烫约 30 秒至八分熟后，捞出沥干。
3. 将焯烫过的食材装入碗中，加适量盐、凉拌醋，再淋入适量芝麻油，搅拌至食材入味即可。

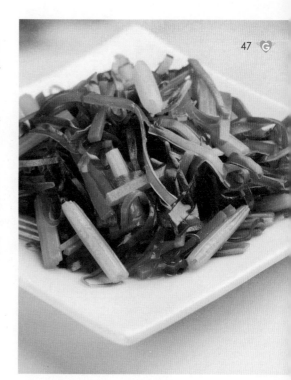

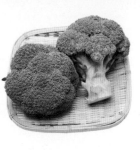

# 西蓝花

**【别名】**

青花菜、绿色花菜、球花甘蓝。

**【性味归经】**

性凉，味甘；归胃、肝、肺经。

**功效** 西蓝花有爽喉、开音、润肺、止咳的功效。西蓝花是含有类黄酮最多的食物之一，可以防止感染，阻止胆固醇氧化，防止血小板凝结成块，从而减少心脏病与中风的危险。常吃西蓝花还可以增强肝脏的解毒能力，提高身体的免疫力。

**营养成分**

含丰富的钙、磷、铁、维生素C、维生素A原、维生素 $B_1$、维生素 $B_2$ 以及蔗糖等。

**选购**

以花球紧实、周边未散开，无异味者为佳。

**贮存**

先用清水洗干净，再将黄黑部分挑除，接着将西蓝花切成小朵，稍微焯烫过，捞起，沥干放凉，这时候就可以放入保鲜袋，放进冷冻库冷冻保存。

**适宜用者**

食欲不振者、大便干结者、少年儿童、癌症患者。

**不宜用者**

尿路结石者。

## 西蓝花鸡片汤

**材料：**

西蓝花 200 克，鸡胸肉 190 克，姜片、枸杞各少许，盐、生粉食用油各适量。

**做法：**

1. 洗净食材；西蓝花切小块；鸡胸肉切片，加少许盐、生粉、油，腌渍 10 分钟。

2. 锅中注水烧开，放入适量油、盐，倒入西蓝花、姜片搅匀，煮约 2 分钟，再倒入鸡肉片搅匀煮沸。

3. 放入洗净的枸杞，将锅中食材搅匀，捞去浮沫，略煮片刻即可。

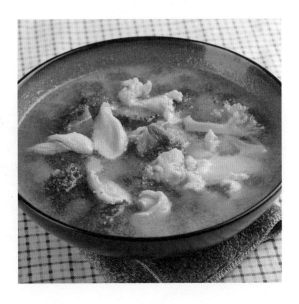

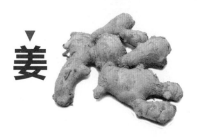

# 姜

**【别名】**
生姜、姜根、
老姜。

**【性味归经】**
性微温，味辛；
归脾、胃、肺经。

功效 姜具有发汗解表、温中止呕、温肺止咳、解毒的功效，对外感风寒、胃寒呕吐、风寒咳嗽、腹痛腹泻、中鱼蟹毒等病症有食疗作用。

**选 购**

嫩姜以块茎洁白肥大，茎顶有粉红色鳞片叶，不腐伤，具有香气者为佳。老姜以不皱缩干枯，不腐烂，块茎结实即可。

**贮 存**

老姜不适合冷藏保存，因为容易使水分流失，若没有切过，可在通风处保存，或置于土壤上，让其继续生长。嫩姜要用保鲜膜包起，置于冰箱保存。姜只要切过就必须用保鲜膜包好放入冰箱冷藏，最好于2周内使用完毕。

**适宜用者**

伤风感冒者、寒性痛经者、晕车晕船者。

**不宜用者**

阴虚内热以及邪热亢盛者。

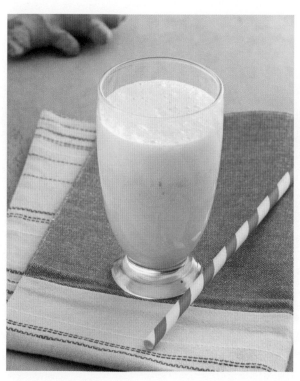

# 核桃姜汁豆奶

**材料：**
姜3片，核桃5个，豆浆1杯，蜂蜜1匙。

**做法：**

1. 核桃取出果仁，放入食物料理机中打碎备用。

2. 将姜片放进果汁机中，加入核桃、豆浆与蜂蜜，一起打成汁即可。

# 南瓜

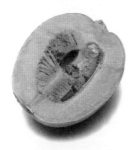

**【别名】**
金瓜、麦瓜、番瓜、倭瓜、金冬瓜。

**【性味归经】**
性温，味甘；归脾、胃经。

**功效** 南瓜具有润肺益气、化痰、消炎止痛、降低血糖、驱虫解毒、止喘、美容等功效，可减少粪便中毒素对人体的危害，对高血压也有预防和治疗的食疗作用。另外，南瓜中胡萝卜素含量较高，可保护眼睛。

**营养成分**
含蛋白质、淀粉、糖类、胡萝卜素、维生素$B_1$、维生素$B_2$、维生素C和膳食纤维，以及钾、磷、钙、铁、锌等。

**选购**
挑选外型完整，瓜皮有油亮斑纹、无虫害，最好瓜梗蒂还连着瓜身的，这样的南瓜最新鲜。

**贮存**
南瓜表皮干燥坚实、有瓜粉，能久放于阴凉处，且农药用量较少，可用清水冲洗，再以菜瓜布刷洗干净即可。

**适宜用者**
糖尿病、动脉硬化、胃溃疡、肋间神经痛等患者、脾胃虚弱者、营养不良者、肥胖者、便秘者以及中老年人。

**不宜用者**
有脚气、黄疸、时病疳症、下痢胀满、产后痧痘、气滞湿阻病症患者。

## 蒜香蒸南瓜

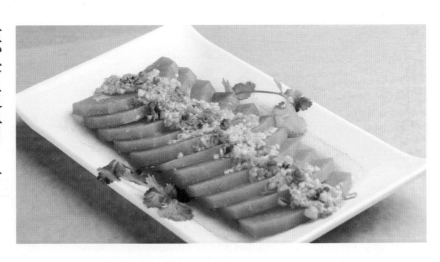

**材料:**
南瓜400克，蒜末25克，香菜、葱花各少许，盐、酱油、芝麻油、食用油各适量。

**做法:**
1. 洗净去皮的南瓜切厚片，装入盘中摆放整齐。
2. 将蒜末放入碗中，加盐、酱油、芝麻油，用筷子拌匀调成汁，淋在南瓜片上。
3. 处理好的南瓜放进已烧开的蒸锅中，以大火蒸8分钟至熟，取出南瓜并撒上葱花、香菜点缀，淋上少许热油即可。

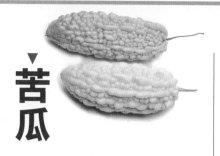

# 苦瓜

**【别名】**
凉瓜、锦荔枝、癞瓜。

**【性味归经】**
性寒，味苦；归脾、胃、心、肝经。

功效 苦瓜有清暑除烦、清热消暑、解毒、明目、降低血糖、提高身体免疫力的功效。对痢疾、疮肿、热病烦、痱子过多、眼结膜炎、小便短赤等病症有一定的食疗作用。

**营养成分**
含胰岛素、蛋白质、脂肪、淀粉、维生素 C、粗纤维、胡萝卜素，以及钙、磷、铁等多种矿物质。

**选购**
苦瓜身上一粒一粒的果瘤，是判断苦瓜好坏的特征。颗粒愈大愈饱满，表示瓜肉也愈厚。

**贮存**
用两张报纸包起来，装进夹链袋中，用手将空气挤出，放入冰箱的抽屉冷藏。只要报纸出现湿润的手感时，就要拿出来食用。

**适宜用者**
糖尿病、癌症、痱子患者。

**不宜用者**
脾胃虚寒者及孕妇。

## 苦瓜拌鸡片

**材料：**
苦瓜 120 克，鸡胸肉 100 克，甜椒 25 克，蒜末少许，盐 3 克，酱油、芝麻油、生粉、食用油各适量。

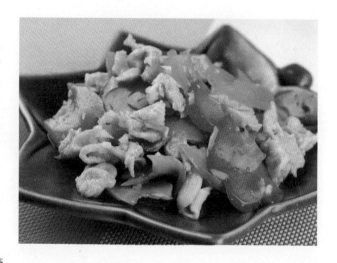

**做法：**

1. 将苦瓜、甜椒切片；鸡胸肉切片后加盐、生粉、食用油，腌渍 10 分钟。

2. 锅中注水烧开，加入油、盐，将甜椒焯烫片刻捞出，放入苦瓜，焯烫 1 分钟至八分熟后捞出；锅中注油，烧至四成热，倒入鸡肉片滑油至转色捞出。

3. 将苦瓜、甜椒、鸡肉片放入碗中，加入蒜末、盐、酱油、芝麻油，拌至入味即可。

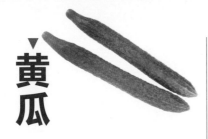

# 黄瓜

**【别名】**
胡瓜、青瓜、花胡瓜。

**【性味归经】**
性凉，味甘，有小毒；归肺、胃、大肠经。

**功效** 黄瓜具有除湿、利尿、降脂、镇痛、促消化的食疗作用。尤其是黄瓜中所含的纤维素能促进肠内腐败食物排泄，而所含的丙醇、乙醇和丙醇二酸还能抑制糖类物质转化为脂肪，对肥胖者和高血压、高血脂患者有利。

**营养成分**
含有蛋白质、食物纤维、矿物质、维生素、糖类以及多种矿物质。

**选购**
选购时，以色泽亮丽，外表有刺状凸起，而且黄瓜头上顶着新鲜黄花的为最佳。

**贮存**
保存黄瓜要先将表面的水分擦干，再放进密封的保鲜袋中，封好袋口后冷藏即可。

**适宜用者**
热病患者，肥胖、高血压、高血脂、水肿、癌症、嗜酒者以及糖尿病患者。

**不宜用者**
脾胃虚弱、胃寒、腹痛腹泻、肺寒咳嗽患者。

## 香炒黄瓜

**材料：**
黄瓜 220 克，辣椒 35 克，虾米 30 克，姜片、蒜末、葱段、盐、蚝油、米酒、食用油各适量。

**做法：**
1. 洗净全部食材；黄瓜去皮，切成小块；辣椒去籽，切成小块。
2. 起油锅，放入姜片、蒜末、葱段爆香；倒入虾米炒匀，淋入米酒炒香，放入黄瓜、辣椒炒匀，加少许清水，翻炒至食材熟软，放盐、蚝油炒匀即可。

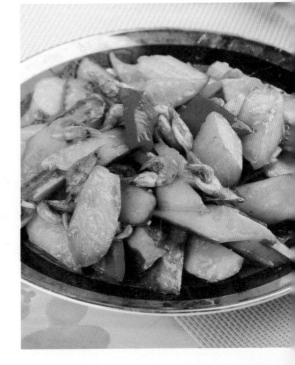

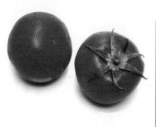

# 西红柿

**【别名】**
番茄、臭柿子、番李子、洋柿子、毛蜡果。

**【性味归经】**
性凉，味甘、酸；归肝、胃、肺经。

**功效** 西红柿具有止血、降压、利尿、健胃消食、生津止渴、清热解毒、凉血平肝的功效，可以预防子宫颈癌、膀胱癌和胰腺癌等。另外，还能美容和治愈口疮（可含些西红柿汁，使其接触疮面，每次数分钟，每日数次，效果显著）。

**营养成分**
富含有机碱、番茄碱、维生素 A、B 族维生素、维生素 C 以及钙、镁、钾、钠、磷、铁等矿物质。

**选 购**
要选颜色粉红，而且蒂的部位一定要圆润，如果蒂部再带着淡淡的青色，就是最沙、最甜的了。

**贮 存**
放在冷藏室可保存一周，若要保存久一点，可用塑胶袋装成一次食用的分量放在冷冻库，要吃时，取出解冻即可。

**适宜用者**
热性病发热、口渴、食欲不振、习惯性牙龈出血、贫血、高血压、急慢性肝炎、急慢性肾炎、夜盲症和近视眼者。

**不宜用者**
急性肠炎、菌痢者以及溃疡活动期病人。

## 西红柿优酪乳

**材料：**
西红柿 100 克，优酪乳 300 毫升。

**做法：**
1. 将西红柿去蒂后洗净，放进果汁机中，加入优酪乳，打成汁即可。
2. 因为优酪乳本身已经有甜度，所以不需要再加糖。

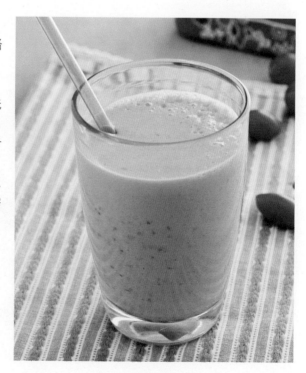

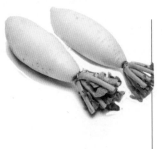

# 白萝卜

**【别名】**
菜菔、罗菔。

**【性味归经】**
性凉，味辛、甘；归肺、胃经。

**功效** 白萝卜能协助促进新陈代谢、增进食欲、化痰清热、帮助消化、化积滞。常吃白萝卜可降低血脂、软化血管、稳定血压，还可减轻冠心病、动脉硬化、胆石症等疾病的病情。

**营养成分**
含蛋白质、糖类、B族维生素和大量的维生素C，以及铁、钙、磷、纤维、芥子油和淀粉酶。

**选购**
以个体大小均匀、根形圆整、表皮光滑的白萝卜为优。

**贮存**
白萝卜最好能带泥存放。如果室内温度不太高，放在阴凉的通风处即可。白萝卜削去头部时，仍要保留一小段的萝卜叶梗，用报纸整根包妥再用塑胶袋封装好。

**适宜用者**
头皮屑多者、头皮痒者，咳嗽者、鼻出血者。

**不宜用者**
怕冷体质者、脾胃虚寒者、胃及十二指肠溃疡者、慢性胃炎者、先兆流产者、子宫脱垂者。

## 白萝卜炒鸡丝

**材料：**
白萝卜120克，鸡胸肉100克，辣椒30克，枸杞12克，葱段、姜丝、蒜末各少许，盐、米酒、酱油、食用油各适量。

**做法：**
1. 白萝卜、辣椒切丝后，焯烫1分钟；鸡胸肉切丝，加入调味料腌渍10分钟至入味。
2. 起油锅，放姜丝、蒜末炒香，倒入鸡肉丝炒匀，淋入米酒炒香，倒入白萝卜丝和辣椒丝翻炒，加入适量盐、酱油调味，放入枸杞炒匀，再放入葱段。
3. 将锅中食材快炒一会，盛出装盘即可。

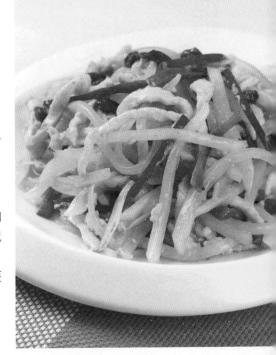

# 辣椒

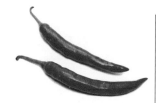

【别名】
番椒、海椒、
辣子、辣角、
秦椒。

【性味归经】
性热，味辛；归
脾、胃、心经。

**功效** 辣椒含丰富的辣椒素，对消化道有较强的刺激作用，有刺激胃液的分泌、加速新陈代谢的食疗作用，并能减轻一般感冒症状。此外，辣椒还有促进消化、改善食欲、增强体力以及杀菌防癌的食疗作用。

**营养成分**
含维生素 A、维生素 B12、维生素 C、钙、磷、胡萝卜素、铁、钴等。

**选购**
品质好的辣椒表皮有光泽，无破损，无皱缩，形态丰满，无虫蛀。

**贮存**
最简单的方法就是洗净擦干后以塑胶袋装好，再放在冷冻库保存，可保持 1 到 2 个月。

**适宜用者**
一般人以及食欲不振者、胃寒者。

**不宜用者**
咳喘、咽喉肿痛、痔疮患者。

# 泡椒杏鲍菇

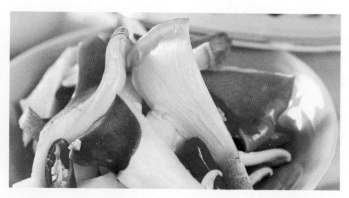

**材料：**

杏鲍菇 1000 克，红辣椒 200 克，盐水 2000 毫升，盐、白糖各 100 克，红糖 20 克，白酒 50 毫升。

**做法：**

1. 将杏鲍菇洗净后，掰成块。

2. 锅中注水烧开，放入杏鲍菇烫熟，捞起晾干。

3. 将红辣椒、盐水、盐、白糖、红糖、白酒同放盆内调匀，装入盘内，加入杏鲍菇，盖上盖子，泡制 1~2 天即可食用。

**烹饪小贴士：**

在切辣椒时，先将刀在冷水中泡一下，再切时就不会辣眼睛了。

# 山药

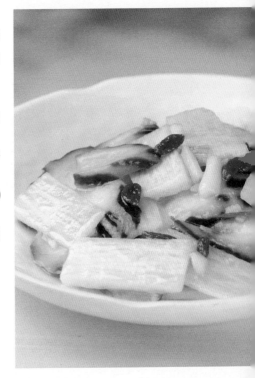

**【别名】**
怀山药、淮山药、土薯、玉延、山薯。

**【性味归经】**
性平,味甘;归肺、脾、肾经。

**功效** 山药具有健脾补肺、益胃补肾、固肾益精、聪耳明目、助五脏、强筋骨、长志安神、延年益寿的功效,对脾胃虚弱、倦怠无力、食欲不振、久泻久痢、脚废气虚燥、痰喘咳嗽、下肢痿弱、口干频尿、遗精早泄、皮肤赤肿、肥胖等病症有食疗作用。

**营养成分**
含多种氨基酸和糖蛋白、黏液、胡萝卜素、维生素 $B_1$、维生素 $B_2$、淀粉酶、多酚氧化酶、维生素 C 等。

**选购**
山药要挑选表皮光滑无伤痕、薯块完整肥厚、不干枯、无根须的。

**贮存**
尚未切开的山药,可存放在阴凉通风处。如果切开了,则装入塑胶袋内,放进冰箱冷藏保鲜。

**适宜用者**
糖尿病腹胀者、病后虚弱者、慢性肾炎者、长期腹泻者。

**不宜用者**
大便燥结者。

## 丝瓜炒山药

**材料:**
丝瓜 120 克,山药 100 克,枸杞 10 克,蒜末、葱段各少许,盐、食用油各适量。

**做法:**
1.将洗净的丝瓜对切成小块;洗好去皮的山药切片。
2.锅中注入适量清水烧开,加入少许油、盐,倒入山药片,再撒上枸杞,焯烫片刻,再倒入丝瓜,焯烫约 30 秒,捞出并沥干水分。
3.起油锅,放入蒜末、葱段爆香,倒入焯烫过的食材,加入少许盐调味,翻炒匀后再快速炒至食材熟透即可。

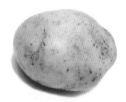

# 土豆

**【别名】**
山药蛋、洋番薯、洋芋、马铃薯、薯仔。

**【性味归经】**
性平，味甘；归胃、大肠经。

**功效** 土豆具有助胃、健脾益气、补血强肾等多种功效。还富含维生素、钾、纤维素等，可辅助预防癌症和心脏病，帮助通便，并有增强身体免疫力等食疗作用。

**营养成分**
富含糖类，还含有蛋白质、脂肪、维生素 $B_1$、维生素 $B_2$ 和钙、磷、铁等矿物质，而且含有丰富的钾盐。

**选购**
应选择圆润、结实、没有出芽、颜色单一的。

**贮存**
在常温下保存即可，但要保持干燥，以免发芽。

**适宜用者**
妇女白带者、皮肤瘙痒者、急性肠炎患者、习惯性便秘者、皮肤湿疹患者、心脑血管疾病患者。

**不宜用者**
糖尿病患者、腹胀者。

## 土豆紫甘蓝沙拉

**材料：**
土豆 150 克，小黄瓜 90 克，胡萝卜 90 克，鸡蛋 1 个，紫甘蓝 70 克，葱花、盐、橄榄油各适量。

**做法：**
1. 洗净去皮的土豆切片；小黄瓜、胡萝卜、紫甘蓝都切丁。

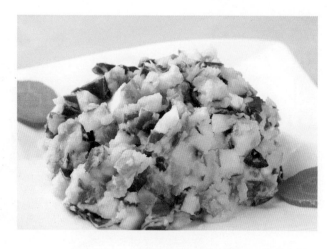

2. 将土豆和鸡蛋放入烧开的蒸锅中，大火蒸熟后取出；再将土豆压成泥状，鸡蛋剥壳切粒。

3. 滚水中加盐，放入胡萝卜焯烫 30 秒捞出，沥水后装碗，加入紫甘蓝、小黄瓜、土豆泥、葱花、盐、橄榄油，用汤匙拌至入味，倒入鸡蛋继续搅拌，拌好装盘即可。

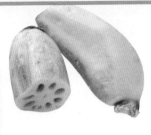

# 莲藕

**【别名】**
水芙蓉、莲菜、莲根、藕丝菜。

**【性味归经】**
性凉，味辛、甘；归肺、胃经。

**功效** 莲藕具有滋阴养血的功效，可以补五脏之虚、强壮筋骨、补血养血。生食能清热润肺、凉血行瘀，熟食可健脾开胃、止泻固精。

**营养成分**
含有维生素C、维生素K和铁、钙、磷、钾、镁等矿物质。

**选购**
以表皮无损伤，切口要新鲜，藕结短且粗，愈重愈好，表面光滑呈淡粉红色。

**贮存**
用报纸包好后放进冰箱冷藏保存。若有切过的莲藕，须用保鲜膜包裹后再放进冰箱冷藏。

**适宜用者**
体弱多病、营养不良、高热病人、吐血者以及高血压、肝病、食欲不振、缺铁性贫血者。

**不宜用者**
脾胃消化功能低下、大便溏泄者以及产妇。

## 素炒藕片

**材料：**
莲藕150克，彩椒100克，水发木耳45克，葱花、盐、蚝油、米酒、食用油各适量。

**做法：**
1.洗好的彩椒切成小块；洗净去皮的莲藕切片；发好的木耳切成小块。
2.锅中注水烧开，倒入莲藕片、木耳、彩椒块焯烫1分钟后捞出，沥干水分备用。
3.起油锅，倒入焯烫过的食材翻炒，放入适量蚝油、盐、米酒提味，勾薄芡并迅速炒匀，关火后盛出装盘，撒上葱花即可。

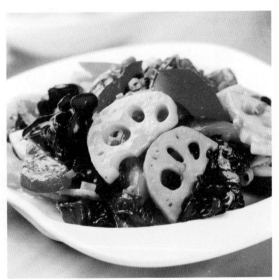

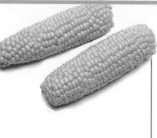

# 玉米

**【别名】**
苞米、包谷、珍珠米、番麦、玉蜀黍。

**【性味归经】**
性平，味甘；归脾、肺经。

**功效** 玉米有宁心活血、调理肠胃等功效，除了能辅助降低血脂肪，还可延缓人体衰老、预防脑功能退化，增强记忆力。玉米中含有一种特殊的抗癌物质——谷胱甘肽，可与人体内多种致癌物质结合，有辅助抗癌的食疗作用。

**营养成分**
含蛋白质、脂肪、糖类、胡萝卜素、B族维生素、维生素E以及丰富的钙、铁、铜、锌等多种矿物质。

**选购**
玉米以整齐、饱满、色泽金黄、表面光亮者为佳。

**贮存**
剥去玉米外层的苞片，留下3层玉米苞片，不必摘去玉米须，更不必清洗。将之放入保鲜袋中封好，放入冰箱冷冻库保存。

**适宜用者**
水肿、脚气病、小便不利、腹泻、动脉粥样硬化、冠心病、习惯性流产、不孕症等患者。

**不宜用者**
遗尿、糖尿病患者。

## 杏鲍菇炒甜玉米

**材料：**
杏鲍菇100克，鲜玉米粒150克，胡萝卜50克，姜片、蒜末各少许，盐、白糖、米酒、食用油各适量。

**做法：**
1. 洗净食材；胡萝卜去皮切丁；杏鲍菇切丁。
2. 煮沸的锅中倒入杏鲍菇焯烫1分钟，再加胡萝卜丁和玉米粒，焯烫至八分熟，捞出沥干。
3. 起油锅，倒入姜片、蒜末爆香，放入焯烫过的食材炒匀，淋入米酒炒匀炒香。
4. 加盐、白糖炒匀，勾薄芡即可。

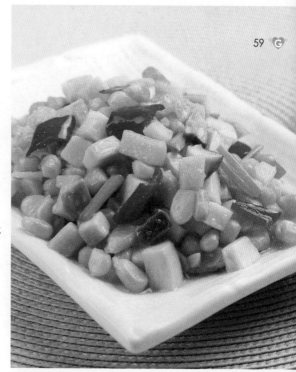

# 香菇

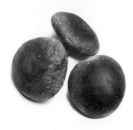

【别名】
花菇、香蕈。

【性味归经】
性平，味甘；归脾、胃经。

功效 香菇具有化痰理气、益胃肠、透疹解毒的功效，对食欲不振、身体虚弱、小便失禁、大便秘结、形体肥胖、肿瘤疮疡等症有食疗作用。

营养成分
富含碳水化合物、钙、磷、铁、维生素、烟碱酸以及蛋白质类物质，并含有香菇多糖、天门冬素等多种活性物质。

选 购
首先，应鉴别其香味如何，可用手指压住菇伞，然后边放松边闻，以香味纯正、伞背呈黄色或白色者为佳。

贮 存
买回来的新鲜香菇可直接放进冰箱冷藏，切勿洗净切片，否则容易变黑、坏掉。若是干香菇，可放入保鲜袋封好，并放在通风、干燥处。

适宜用者
肝硬化、高血压、糖尿病、癌症、肾炎、气虚、贫血、痘疹透发不畅、佝偻病等患者。

不宜用者
慢性畏寒型胃炎患者。

## 芹菜炒香菇

材料：
芹菜 300 克，香菇 150 克，香葱少许，盐、食用油各适量。

做法：
1. 芹菜洗净，切成段；香菇切成丝。
2. 锅中加水烧沸，放入芹菜段和香菇丝焯烫 1 分钟，捞出沥干。
3. 锅置火上，下油加热，加入芹菜段、香菇丝、香葱和盐，炒匀即可。

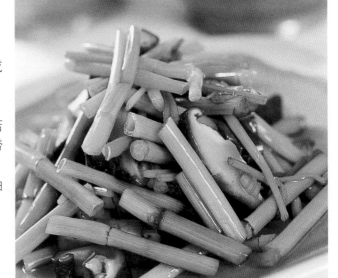

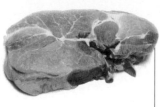

# 猪肉

**【别名】**
豕肉、豚肉、
彘肉等。

**【性味归经】**
性温，味甘、
咸；归脾、胃、
肾经。

**功效** 猪肉具有滋阴润燥、补虚
养血的功效，对口干渴、
羸瘦、热病伤津、便秘、燥咳
等症有食疗作用。猪肉既可提
供有机铁和促进铁吸收的半胱
氨酸，又可提供人体所需的脂
肪酸，所以能从食疗方面来改
善缺铁性贫血。

**营养成分**
含蛋白质、脂肪、碳水化合物、磷、钙、铁、
维生素 $B_1$、维生素 $B_2$、烟碱酸等。

**选购**
新鲜猪肉的肌肉有光泽、红色均匀，用手
指按压之后凹陷部分能立即恢复。

**贮存**
买回家的猪肉先用水洗净，然后分切成小
块，装入保鲜袋，再放进冰箱保存。

**适宜用者**
身体虚弱者、老人、儿童、孕产妇。

**不宜用者**
体胖、舌苔厚腻者，冠心病、高血压、高血
脂等患者以及风邪偏盛者。

## 蒜薹木耳炒肉丝

**材料：**
蒜薹 300 克，猪瘦肉 200 克，彩
椒 50 克，水发木耳 40 克，盐、
酱油、生粉、食用油各适量。

**做法：**
1. 木耳切小块；彩椒切粗丝；
蒜薹切段；猪瘦肉切成丝，放少
许盐、生粉后抓匀，再放入适量
油，腌渍 10 分钟至入味。
2. 沸水锅中放入油、盐，倒入蒜
薹段、木耳块、彩椒丝略焯烫，
捞出沥干。
3. 起油锅，倒入肉丝快炒至松
散，淋入酱油提味；倒入焯烫过
的食材，用中火炒至熟软；转小
火，加入少许盐调味，用中火快
炒，关火后盛出即可。

61

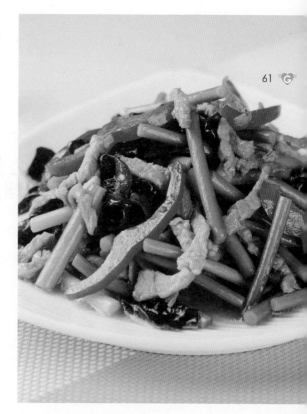

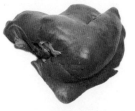

# 猪肝

**【别名】**
血肝。

**【性味归经】**
性温，味甘、苦；
归肝经。

**功效** 常食猪肝可辅助预防眼睛干涩、疲劳，可调节和改善贫血病人造血系统的生理功能，还能帮助去除身体中的一些有毒成分。猪肝中含有一般肉类食品中缺乏的维生素C和微量元素硒，能增强人体的免疫力、抗氧化、防衰老，并抑制肿瘤细胞的产生等。

**营养成分**

含蛋白质、脂肪、维生素A、维生素B₁、维生素B₂、维生素B₁₂、维生素C、烟碱酸及多种微量元素等。

**选购**

新鲜的猪肝呈褐色或紫色，用手按压时，坚实有弹性，有光泽，无腥臭异味。

**贮存**

切好的猪肝一时吃不完，可用酱油拌匀后腌渍，然后放进冰箱冷藏，可延长保鲜期。

**适宜用者**

气血虚弱、面色萎黄、缺铁者，电脑工作者以及癌症患者。

**不宜用者**

高血压、肥胖症、冠心病以及高血脂患者。

## 青椒炒肝丝

**材料：**
青椒80克，胡萝卜40克，猪肝100克，姜片、蒜末、葱段各少许，盐、米酒、酱油、生粉、水淀粉、食用油各适量。

**做法：**

1.胡萝卜洗净，去皮切丝；青椒、猪肝洗净，分别切丝。

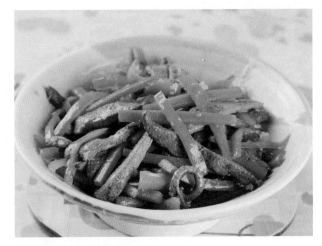

2.将猪肝装入碗中，放少许盐、米酒、食用油、生粉，腌渍10分钟至入味；锅中注水烧开，加盐、食用油，放入胡萝卜、青椒焯烫1分钟，捞出备用。

3.起油锅，放入姜片、蒜末、葱段爆香，倒入猪肝炒至转色，淋入米酒，倒入焯烫过的胡萝卜、青椒，拌炒均匀，放盐炒匀；淋入适量酱油，加入水淀粉略为勾芡，快速拌匀即可。

# 牛肉

【别名】
黄牛肉。

【性味归经】
性平，味甘；
归脾、胃经。

**功效** 牛肉能补脾胃、益气血、强筋骨，对虚损羸瘦、口干、脾胃虚弱、癖积、水肿、腰膝酸软、久病体虚、面色萎黄、头晕目眩等症有食疗作用。多吃牛肉，对肌肉生长有好处。

**营养成分**
含蛋白质、脂肪、维生素 B1、维生素 B2、钙、磷、铁等，还含有多种特殊的成分，如肌醇、黄嘌呤、牛磺酸等。

**选　购**
新鲜牛肉有光泽，红色均匀，脂肪洁白或淡黄色；外表微干或有风干膜，不黏手，弹性好。

**贮　存**
如不慎买到老牛肉，可急冻后再冷藏一两天，肉质可稍变嫩。

**适宜用者**
高血压、冠心病、血管硬化和糖尿病等患者，老年人、儿童以及身体虚弱者。

**不宜用者**
内热者、皮肤病以及肝病、肾病等患者。

## 黄瓜炒牛肉

**材料：**
黄瓜 150 克，牛肉 90 克，辣椒 20 克，姜片、蒜末、葱段各少许，盐、酱油、食用油、生粉、米酒各适量。

**做法：**
1. 黄瓜去皮，切小块；辣椒切小块；牛肉切片，加酱油、盐、生粉、食用油抓匀，并腌渍 10 分钟。
2. 油锅烧至四分热，放入牛肉片滑油至变色，捞出备用。
3. 锅底留油，放入姜片、蒜末、葱段爆香；倒入辣椒、黄瓜拌炒；放入牛肉片，淋入适量米酒炒香；加入盐、酱油调味，炒匀后盛出装盘即可。

63

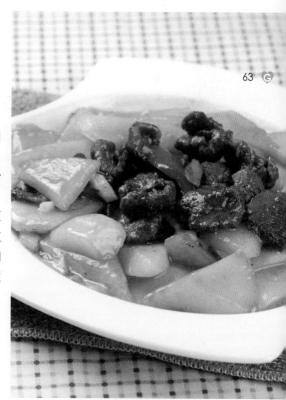

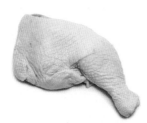

# 鸡肉

【别名】
家鸡肉。

【性味归经】
性平、温，味甘；
归脾、胃经。

**功效** 鸡肉具有健脾益气、补精填髓、益五脏、补虚损、强筋骨的功效。流感患者多喝点鸡汤有助于缓解感冒引起的鼻塞、咳嗽等症状。鸡皮中含有大量胶原蛋白，可延缓皮肤衰老。

**营养成分**
富含蛋白质、脂肪、碳水化合物、维生素 $B_1$、维生素 $B_2$、烟碱酸、钙、磷、铁，以及钾、钠、氯、硫等。

**选购**
新鲜的鸡肉肉质紧密，颜色呈干净的粉红色且有光泽，鸡皮呈米色，并有光泽和张力，毛囊凸出。

**贮存**
鸡肉较容易变质，购买后要马上放进冰箱。如果一时吃不完，最好将剩下的鸡肉煮熟后保存。

**适宜用者**
虚劳瘦弱、营养不良、气血不足、面色萎黄者，以及体质虚弱或乳汁缺乏的产妇。

**不宜用者**
内火偏旺、痰湿偏重、感冒发热、胆囊炎、胆石症、肥胖症、热毒疖肿、高血压、高血脂、严重皮肤疾病等患者。

## 鸡丝炒青辣椒

**材料：**
鸡胸肉150克，青辣椒55克，红辣椒25克，姜丝、蒜末各少许，盐、豆瓣酱、米酒、生粉、食用油各适量。

**做法：**
1.红辣椒、青辣椒、鸡胸肉切丝，鸡肉丝加少许盐、生粉、食用油，腌渍10分钟至入味。
2.锅中注水烧开，加适量油，放入红辣椒、青辣椒焯烫30秒，七分熟时捞出。
3.起油锅，放入姜丝、蒜末爆香，倒入鸡肉丝炒至变色，放入青辣椒、红辣椒炒匀，加入豆瓣酱、盐、米酒炒匀即可。

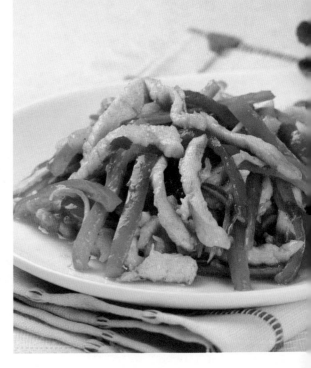

# 鸭肉

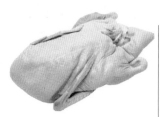

【别名】
鹜肉、家凫肉、扁嘴娘肉、白鸭肉。

【性味归经】
性寒，味甘、咸；归脾、胃、肺、肾经。

**功效** 鸭肉具有养胃滋阴、清肺解热、大补虚劳、利水消肿之功效，用于辅助治疗咳嗽痰少、咽喉干燥、阴虚阳亢之头晕头痛、水肿、小便不利。鸭肉不仅脂肪含量低，且所含的脂肪主要是不饱和脂肪酸，能起到保护心脏的食疗作用。

**营养成分**
富含蛋白质、B族维生素、维生素E以及铁、铜、锌等微量元素。

**选 购**
要选择肌肉新鲜、脂肪有光泽的鸭肉。

**贮 存**
保存鸭肉的方法很多，我国农村用熏、腊、腌等方法保存。

**适宜用者**
体内有热、上火、水肿、低热、虚弱、食少、大便秘结、癌症、糖尿病、肝硬化腹水、慢性肾炎水肿等患者。

**不宜用者**
阳虚脾弱、外感未清、便泻肠风患者。

## 滑炒鸭丝

**材料：**
鸭肉160克，甜椒60克，香菜梗、姜末、蒜末、葱段各少许，盐、酱油、米酒、生粉、食用油各适量。

**做法：**
1. 甜椒切条；香菜梗切段；鸭肉切丝，放入酱油、米酒、盐、生粉、食用油，腌渍10分钟。
2. 起油锅，放入蒜末、姜末、葱段爆香；加入鸭肉丝、米酒、酱油、甜椒、盐炒匀，放入香菜段炒匀即可。

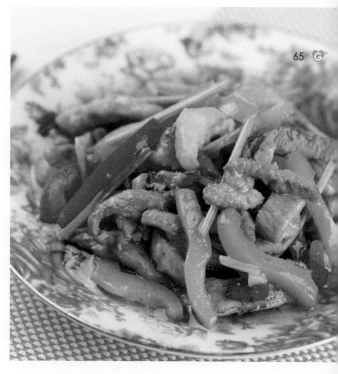

# 鸡蛋

【别名】
鸡卵、鸡子。

【性味归经】
性平，味甘。

**功效** 蛋白性微寒而气清，能益精补气、润肺利咽、清热解毒，还具有护肤美肤的辅助作用，有助于延缓衰老；蛋黄性温而气浑，能滋阴润燥，具养血息风的辅助作用。

**营养成分**
富含大量水分、蛋白质；蛋黄中富含脂肪，其中约10%为磷脂，而磷脂中又以卵磷脂为主。

**选　购**
用拇指、食指和中指捏住鸡蛋摇晃，好的鸡蛋没有声音。

**贮　存**
在20℃左右，鸡蛋大概能放一周，如果放在冰箱里保存，最多可保鲜半个月。

**适宜用者**
体质虚弱、营养不良、贫血、女性产后病后以及老年高血压、高血脂、冠心病等症患者。

**不宜用者**
肝炎、高热、腹泻、胆石症、皮肤生疮化脓等症患者，以及肾病患者。

## 木耳炒鸡蛋

**材料：**
鸡蛋2个，茭白300克，水发木耳40克，葱段少许，盐、生粉、食用油各适量。

**做法：**
1. 将洗好的木耳切小块；洗净的茭白切片。
2. 鸡蛋打入碗中，放少许盐，倒入生粉打散、调匀；茭白、木耳焯烫2分钟，捞起备用。
3. 起油锅，倒入蛋液炒至七分熟，盛出备用；另起油锅，放入葱段爆香，倒入茭白、木耳炒匀，放入鸡蛋翻炒，加盐调味，最后勾薄芡炒匀，装入盘中即可。

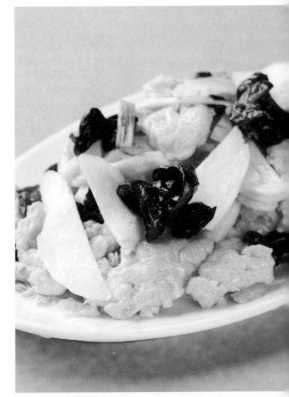

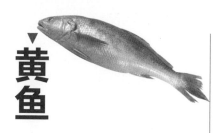

# 黄鱼

**【别名】**

石首鱼、黄花鱼。

**【性味归经】**

性甘，味咸、平；归肝、肾经。

**功效** 黄鱼能开胃益气、调中止痢、明目安神，可辅助治疗久病体虚、少气乏力、头昏神倦、脾虚下痢、肢体浮肿。黄鱼含多种氨基酸，其提取物可作癌症病人的辅助剂，如其制取的水解蛋白，是癌症病人良好的蛋白质补充剂。

**营养成分**

富含蛋白质、脂肪、磷、铁、维生素 $B_1$、维生素 $B_2$、烟碱酸。

**选 购**

黄鱼的背脊呈黄褐色，腹部金黄色，鱼鳍灰黄，鱼唇橘红。选购时应选择体形较肥、鱼肚鼓胀的，比较肥嫩。

**贮 存**

黄鱼去除内脏、清洗干净后，用保鲜膜包好，再放进冰箱冷冻保存。

**适宜用者**

贫血、头晕以及体虚等症患者。

**不宜用者**

患气喘、过敏等症患者。

## 黄鱼粥

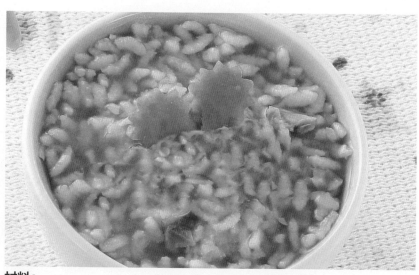

67

**材料：**

黄鱼半只，白饭 1 碗，熟胡萝卜少许，盐适量。

**做法：**

1.将黄鱼剔除鱼刺后捣碎，并蒸熟备用。

2.取白饭，加入 2 倍的冷开水，一起煮至糊化，最后再加入蒸熟的黄鱼并煮滚，再加入适量的盐调味，点缀上少许胡萝卜即可。

备注：也可以直接将所有食材加水 240 毫升，使用电锅蒸煮。

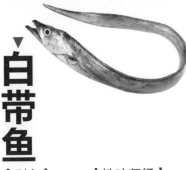

# 白带鱼

【别名】
裙带鱼、海刀鱼、牙带鱼、刀鱼、鞭鱼、带鱼、油带鱼。

【性味归经】
性温，味甘；归肝、脾经。

**功效** 白带鱼具有暖胃、泽肤、补气、养血、健美以及强心补肾、舒经活血、消炎化痰、清脑止泻、消除疲劳、提精养神的食疗功效。

**营养成分**
富含蛋白质、脂肪、维生素A、视黄醇、烟酸、钾、钠、钙、镁、磷、硒。

**选 购**
选择身体宽度较宽的带鱼，看上去白中有亮，带有银粉的比较好。如果身体发黄，无光泽，有粘液，说明不新鲜了。

**贮 存**
带鱼宜现购现食。一时食用不完的带鱼可洗剖干净，包扎好后放入冰箱冷冻保存。

**适宜用者**
老人、儿童、孕产妇，气短乏力、久病体虚、血虚头晕、营养不良以及皮肤干燥者。

**不宜用者**
有疥疮、湿疹等皮肤病、皮肤过敏、癌症、红斑性狼疮、痈疖疔毒、淋巴结核、支气管气喘等病症者、肥胖者。

## 芝麻白带鱼

**材料：**
白带鱼140克，熟芝麻20克，姜片、葱花各少许，盐、生粉、酱油各少许，蚝油、米酒、食用油各适量。

**做法：**
1. 白带鱼切小块，放姜片、盐、酱油、米酒、生粉拌匀，腌渍15分钟至入味。
2. 油锅烧至六成热，放入白带鱼块炸至金黄色，捞出备用。
3. 锅底留油，倒入少许清水、适量盐、酱油煮滚；淋入蚝油炒匀上色；放入白带鱼块、葱花炒匀，盛出装盘，撒上熟芝麻即可。

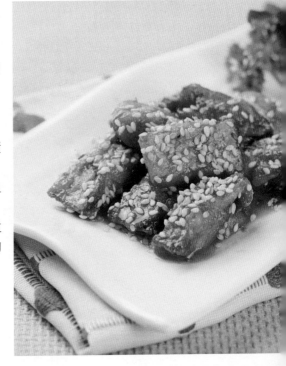

# 海参

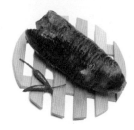

**【别名】**
刺参、海鼠。

**【性味归经】**
性温，味咸。

（功效）泡发海参时，切莫沾染油脂、碱、盐，否则会妨碍海参吸水膨胀，降低其口感，甚至会使海参溶化，腐烂变质。泡发好的海参不能再冷冻；一次不宜发得太多。

**营养成分**
富含蛋白质、碳水化合物、脂肪、维生素E、钙、硒、碘、磷、铁。

**选　购**
购买海参时，要看海参的肉质和含盐量。海参以参刺排列均匀为佳；肉质肥厚，含盐量低的为上品。

**贮　存**
要将干海参置于通风干燥处或冰箱冷藏存放。

**适宜用者**
气血不足、肾阳不足、阳痿遗精、肝炎、高脂血症、冠心病、动脉硬化等病症者。

**不宜用者**
患感冒、咳痰、气喘、急性肠炎、菌痢以及大便溏薄等病症者。

## 红烧海参

**材料：**
水发海参140克，干贝15克，辣椒圈、姜片、葱段、蒜末各少许，豆瓣酱、盐、蚝油、米酒、食用油各适量。

**做法：**
1.海参洗净，切小块；干贝压成细丝；锅中注水烧开，加少许盐和米酒，倒入海参稍煮，捞出沥干；油锅烧至四成热，放入干贝丝炸约30秒，捞出沥油。
2.起油锅，放入姜片、葱段、蒜末爆香，放入辣椒圈、海参、米酒、豆瓣酱、蚝油、盐翻炒片刻，至食材熟透，勾芡后盛出装盘，撒上干贝丝即可。

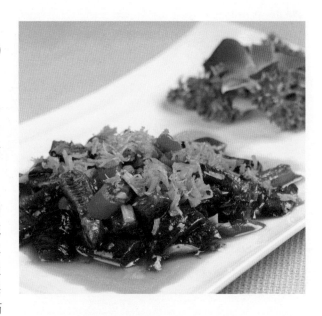

69

# 螃蟹

**【别名】**
螯毛蟹、梭子蟹、青蟹。

**【性味归经】**
性寒，味咸。

**功效** 蟹肉具有舒筋益气、理胃消食、通经络、清热、滋阴的功效，对跌打损伤、筋伤骨折等证有食疗作用。此外，蟹肉对于高血压、动脉硬化、脑血栓、高血脂及各种癌症有较好的食疗作用。

## 奶汁蟹堡

**材料：**
虾仁 6 尾，洋葱 50 克，葱 1 支，面粉少许，鸡蛋半个，面包粉 45 克，茵陈蒿、黑胡椒粒、盐、食用油各少许，鲜奶油 200 毫升。

**做法：**
1. 洋葱切丝；葱切末；鸡蛋打匀备用。
2. 取一容器，放入洋葱丝、鸡蛋液、面包粉、茵陈蒿、黑胡椒粒、盐，抓揉至洋葱软化，再加入蟹肉拌匀。
3. 捏成圆饼状，包入虾仁，沾裹面粉定形制作成蟹饼。
4. 起油锅放入蟹饼，煎至两面上色后加水，盖上锅盖焖烤 5 分钟，盛起。
5. 另起油锅，加入鲜奶油、盐拌匀，煮至收汁，撒上葱花做成奶油酱汁。
6. 将酱汁铺底，放上蟹饼即完成。

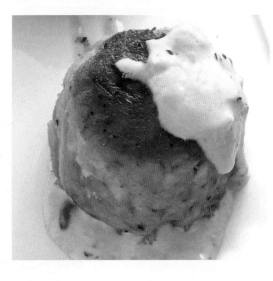

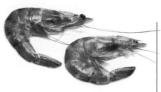

# 虾

【别名】
虾米、开阳、河虾、草虾、长须公、虎头公。

【性味归经】
性温，味甘、咸；归脾、肾经。

功效 虾具有补肾、壮阳、通乳的功效，属强壮补精食材。可食疗辅助治阳痿体倦、腰痛、腿软、筋骨疼痛、失眠不寐、产后乳少以及丹毒、痈疽等证；所含有的微量元素硒能帮助预防癌症。

营养成分
富含蛋白质、脂肪、碳水化合物、维生素 $B_1$、维生素 $B_2$、烟碱酸以及多种矿物质。

选 购
新鲜的虾体形完整，呈青绿色，外壳硬实、发亮，头、体紧紧相连，肉质细嫩，有弹性、有光泽。

贮 存
将虾的沙肠挑出，剥除虾壳，然后洒上少许米酒，控干水分，再放进冰箱冷冻。

适宜用者
肾虚阳痿者，腰脚虚弱无力、小儿麻疹、水痘、缺钙所致的小腿抽筋等病症者及孕妇。

不宜用者
高脂血症、动脉硬化、心血管疾病、急性炎症和面部痤疮及过敏性鼻炎、支气管气喘等病症者。

71

# 凉拌芦笋虾

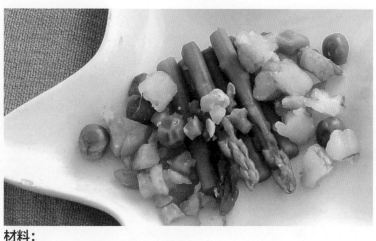

**材料:**
芦笋 4 根（取前 1/2 段较嫩的部分），虾仁 2 只，核桃 5 克，胡萝卜 1 小片，青豆仁 5 克，盐适量。

**做法:**
1. 将芦笋去皮，对切成 8 段，焯烫后备用。
2. 将核桃压碎备用。
3. 将青豆仁和胡萝卜洗净、蒸熟，备用。
4. 将虾仁洗净、余烫，备用。
5. 将上述全部食材拌匀，加入适量的盐调味即可。

# 海带

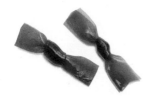

【别名】
江白菜。

【性味归经】
性寒，味咸；归肝、胃、肾三经。

**功效** 海带具有化痰、清热、降血压、防治夜盲症、维持甲状腺正常功能，以及辅助抑制癌症的作用。另外，海带含热量低，对于预防肥胖症颇有益。

B 72

**营养成分**
富含蛋白质、碘、钾、钙、钠、镁、铁、铜、硒、维生素 A、藻多糖。

**选购**
质厚实、干燥、形状宽长、色浓黑褐或深绿、边缘无碎裂或黄化现象的,才是优质海带。

**贮存**
干海带剪成长段,洗净,用淘米水浸泡,煮30 分钟,放凉后切成条,分装在保鲜袋中放进冰箱里冷冻。

**适宜用者**
甲状腺肿大、高血压、冠心病、动脉粥样硬化、脑水肿患者。

**不宜用者**
孕妇、甲状腺机能亢进患者。

## 海带拌土豆丝

**材料：**
土豆 500 克,海带 100 克,蒜末、葱花、酱油、醋、盐、辣椒油各适量。

**做法：**
1. 土豆去皮、洗净,切丝;海带泡开、洗净,切细丝。
2. 将土豆丝、海带丝焯烫1 分钟,捞起备用。
3. 将蒜末、葱花、酱油、醋、盐、辣椒油调和匀,再放入土豆丝、海带丝拌匀即可。

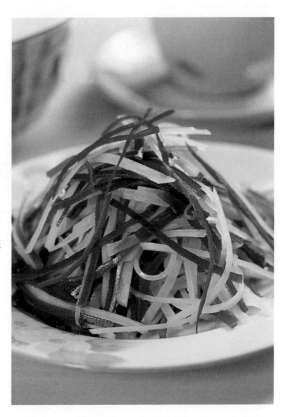

# 苹果

**【性味归经】**

性凉，味甘、微酸；归脾、肺经。

**功效** 苹果具有润肺、健胃、生津、止渴、止泻、消食、顺气、醒酒的功能，而且对于癌症有食疗作用。苹果中含有大量的纤维素，常吃可以使肠道内胆固醇含量减少，缩短排便时间，能够减少直肠癌的发生。

**营养成分**

富含糖类、蛋白质、脂肪、磷、铁、钾、苹果酸、纤维素、B 族维生素等。

**选　购**

选购苹果时，应挑选大小适中、果皮光洁、颜色艳丽的。

**贮　存**

苹果放在通风阴凉处可以保持 7~10 天，如果装入塑胶袋后放进冰箱里冷藏，能保存更长的时间。

**适宜用者**

慢性胃炎、神经性结肠炎、便秘、癌症、贫血患者和维生素 C 缺乏者。

**不宜用者**

胃寒病者、糖尿病患者。

## 苹果菠萝苏打

**材料：**

苹果 100 克，菠萝 50 克，柠檬汁 5 毫升，碳酸水 50 毫升。

**做法：**

1. 苹果洗净外皮、去籽后，切成小块备用。
2. 菠萝去皮后去梗，切成小块备用。
3. 将处理好的苹果、菠萝放进果汁机中，一起打成汁，再加入柠檬汁与碳酸水即可。

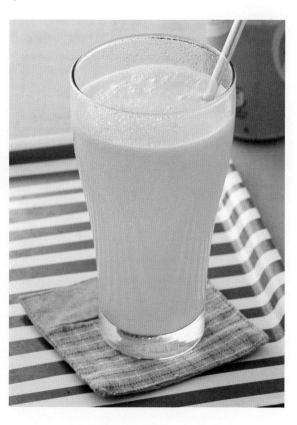

# 梨

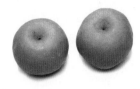

【别名】
沙梨、白梨。

【性味归经】
性寒，味甘、微酸；归肺、胃经。

**功效** 梨有止咳化痰、清热降火、养血生津、润肺去燥、润五脏、镇静安神等功效。对高血压，心脏病、口渴便秘、头昏目眩、失眠多梦患者有良好的食疗作用。

**营养成分**
含有蛋白质、脂肪、糖类、粗纤维、铁、胡萝卜素、维生素 B1、维生素 B2、维生素 C 以及膳食纤维。

**选购**
以果粒完整，无虫害、压伤，坚实者为佳。

**贮存**
置于室内阴凉角落处即可。如需冷藏，可装在纸箱中放入冰箱贮存 2~3 天。

**适宜用者**
咽喉发痒干痛、音哑、急慢性支气管炎、肺结核、高血压、小儿百日咳、鼻咽癌、喉癌、肺癌患者。

**不宜用者**
脾虚便溏、慢性肠炎、胃寒病、寒痰咳嗽或外感风寒咳嗽，以及糖尿病患者、产妇和经期中的女性。

## 雪梨沙拉

**材料：**
芭乐 90 克，雪梨 100 克，菠萝 180 克，沙拉酱 25 克。

**做法：**
1.雪梨、芭乐、菠萝都切成小块。
2.将切好的水果装入碗中，放入适量沙拉酱，用筷子搅拌，将拌好的水果沙拉盛出，装入盘中即可。

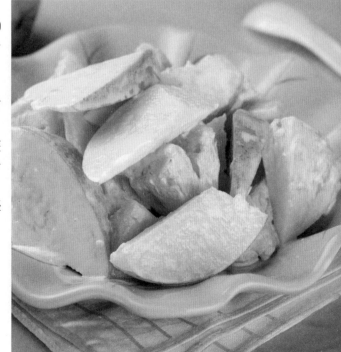

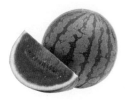

# 西瓜

**【别名】**
寒瓜、夏瓜。

**【性味归经】**
性寒，味甘。
归心、胃、膀胱经。

**功效** 西瓜具有清热解暑、除烦止渴、降压美容、利水消肿等功效。西瓜富含多种维生素，具有平衡血压、调节心脏功能、预防癌症的食疗作用，可以辅助促进新陈代谢，有软化及扩张血管的功能。

**营养成分**
含有糖、蛋白质、维生素 $B_1$、维生素 $B_2$、维生素 C 以及钙、铁、磷等矿物质和有机酸。

**选 购**
瓜皮表面光滑、花纹清晰，用手指弹瓜可听到"彭彭"声的是熟瓜。

**贮 存**
未切开时可低温保存 5 天左右，切开后用保鲜膜裹住，可低温保存 3 天左右。

**适宜用者**
慢性肾炎、高血压、黄疸肝炎、胆囊炎、膀胱炎、水肿、发热烦渴或急性病高热不退、口疮等病症患者。

**不宜用者**
慢性肠炎、胃炎、胃及十二指肠溃疡等属于虚冷体质的人，糖尿病患者、产妇以及经期中的女性。

## 西瓜西红柿汁

**材料：**
西红柿 120 克，西瓜 300 克。

**做法：**
1. 洗好的西红柿去蒂，切成小块备用。
2. 取榨汁器，倒入西红柿、西瓜、开水。
3. 盖上盖子，榨取蔬果汁，将榨好的西瓜西红柿汁倒入杯中即可。

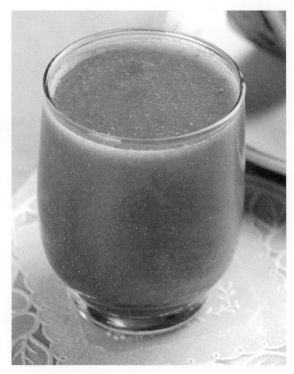

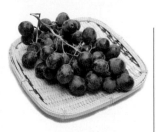

# 葡萄

## 【别名】
草龙珠、山葫芦、蒲桃。

## 【性味归经】
味甘、微酸,性平;归肺、脾、肾经。

**功效** 葡萄有滋补肝肾、养血益气、强壮筋骨、生津除烦、健脑养神的功效。含酒石酸,可助消化。含天然聚合苯酚,能与细菌和病毒中的蛋白质化合,使之失去传染疾病能力,对于脊髓灰白质病毒及其他一些病毒有杀灭作用。

### 营养成分
含有蛋白质、脂肪、碳水化合物、葡萄糖、果糖、蔗糖、维生素 $B_2$、烟碱酸、维生素 C、柠檬酸、苹果酸等。

### 选 购
购买时可摘底部的一颗尝尝,若果粒甜美则整串都会很甜。

### 贮 存
葡萄保存时间很短,最好购买后尽快吃完。剩余的可用保鲜袋密封好,放进冰箱内冷藏。

### 适宜用者
冠心病、脂肪肝、癌症、肾炎、贫血患者、风湿性关节炎、四肢筋骨疼痛患者及儿童、孕妇。

### 不宜用者
糖尿病、便秘、阴虚内热、津液不足者,肥胖者、脾胃虚寒者以及服用人参者。

## 百合葡萄糖水

**材料:**
葡萄 100 克,鲜百合 80 克,冰糖 20 克。

**做法:**
1. 将洗净的葡萄剥去果皮,装入小碗中备用。
2. 砂锅注入适量清水烧开,倒入百合和葡萄。
3. 盖上锅盖,煮开后转小火续煮 10 分钟,至食材析出营养物质。
4. 揭盖,倒入冰糖搅拌,用大火煮至冰糖溶化即可。

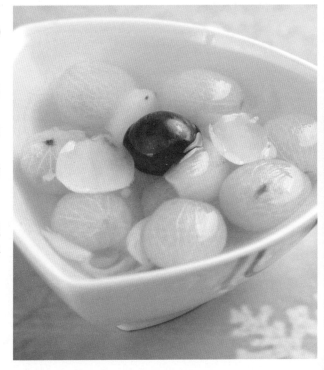

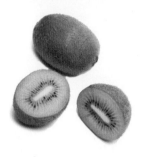

# 猕猴桃

**【别名】**

奇异果、狐狸桃、洋桃、藤梨、猴仔梨、毛桃。

**【性味归经】**

性寒，味甘酸，归胃、膀胱经。

**功效** 猕猴桃有生津解热、调中下气、止渴利尿的功效。含有硫醇蛋白酶的水解酶和超氧化物歧化酶，具有养颜、提高免疫力、抗癌、抗衰老等功能。另含有血清促进素，具有稳定情绪的作用。

**营养成分**

含丰富的维生素 A、维生素 $B_2$、维生素 C、蛋白质、脂肪、果胶以及膳食纤维。

**选购**

以果粒硕大、果型正常、皮上茸毛健康、熟度适中、果肉微软有弹性者为佳。

**贮存**

宜室温保存，若有果香出现，且果蒂已软、皮下有弹性，即可食用。

**适宜用者**

胃癌、肺癌、乳腺癌、高血压、冠心病、黄疸肝炎、尿道结石等患者，以及常吃烧烤类食物的人。

**不宜用者**

脾胃虚寒、腹泻便溏者、糖尿病患者、先兆性流产和妊娠的女性。

## 香蕉猕猴桃汁

**材料：**

香蕉 120 克，猕猴桃 90 克，柠檬 30 克。

**做法：**

1. 香蕉、柠檬、猕猴桃皆切成块备用。
2. 取果汁机，倒入切好的水果，再加入适量的开水，打成汁即完成。

77

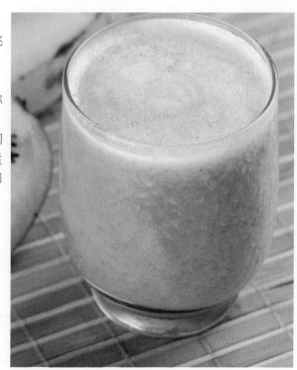

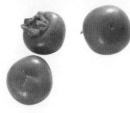

# 柿子

**【别名】**
柿仔、大盖柿、红柿、朱果。

**【性味归经】**
性寒，味甘、涩；归心、肺、脾经。

**功效** 柿子有涩肠、润肺、止血、和胃的功效，可以辅助防治小儿痢疾，有益心脏健康，还有预防心脏血管硬化的功效。清柿汁可辅助防治高血压。柿子中含碘丰富，对预防缺碘引起的甲状腺肿大有帮助。

**营养成分**
富含糖类、鞣酸、柿胶粉、蛋白质、脂肪、维生素C、胡萝卜素以及钙、磷、铁、钾、铜、钙、碘等。

**选 购**
要选择果皮光滑、没有黑斑、果实完整、颜色红润的柿子。

**贮 存**
柿子不容易保存，建议现买现食。

**适宜用者**
高血压患者、痔疮出血者、大便秘结者、饮酒过量或长期饮酒者。

**不宜用者**
慢性胃炎、消化不良等胃功能低下者、外感风寒咳嗽患者、体弱多病者、产妇、月经期间女性、糖尿病患者。

## 柿子黑豆汤

**材料：**
新鲜柿子1个，黑豆30克，盐少许。

**做法：**
1. 将洗净的柿子去蒂、黑豆洗净，一同放入锅中。
2. 锅中注入清水300毫升烧开，倒入柿子和黑豆。
3. 煮开后加入适量的盐，并转小火续煮20分钟，至食材析出营养物质后，沥出汤汁，并趁热饮用。

**效用：**
本汤具有清热、止血的功效，每日饮用一次即可。

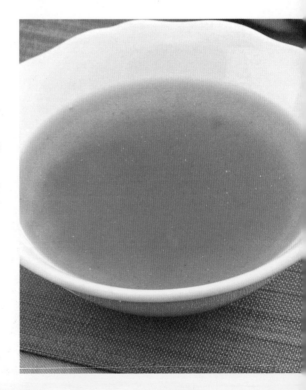

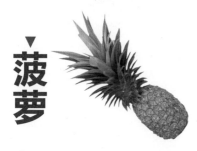

# 菠萝

**【别名】**
旺来、凤梨、番梨、露兜子、黄菜、黄梨。

**【性味归经】**
性平，味甘，微涩；归脾、胃经。

**功效** 菠萝具有清暑解渴、消食止泻、补脾胃、固元气、益气血、消食、祛湿等功效。菠萝含有丰富的菠萝朊酶，能分解蛋白质，帮助消化，尤其是过食肉类及油腻食物之后，吃些菠萝更为适宜。

**营养成分**
含有蛋白质、脂肪、碳水化合物、有机酸、酵素、柠檬酸、果胶、维生素 $B_1$、维生素 $B_2$、维生素 C，以及磷、钾、铁、钠等营养素。

**选购**
选择大而重、上尖下宽、鳞粗者，色泽由基部朝冠芽逐渐由绿转黄者。

**贮存**
置于室温即可。

**适宜用者**
肾炎、高血压、伤暑、身热烦渴、肾炎、高血压、支气管炎、消化不良等患者。

**不宜用者**
过敏体质的人、溃疡病、肾脏病者、凝血功能障碍者、发热及患有湿疹、疥疮者。

## 糖醋菠萝藕丁

**材料：**
莲藕 100 克，菠萝肉 150 克，豌豆 30 克，枸杞、蒜末、葱花各少许，盐 2 克，白糖 6 克，番茄酱 25 克，食用油适量。

**做法：**
1. 菠萝切丁；莲藕去皮切丁。
2. 锅中注水烧开，加入少许油、盐及藕丁搅匀，焯烫 30 秒；倒入豌豆拌匀，加入菠萝丁搅散，焯烫至半熟后捞出、沥干备用。
3. 起油锅，倒入蒜末爆香，倒入焯烫过的食材、白糖、番茄酱炒匀至食材入味，撒入备好的枸杞、葱花，炒出葱香味。
4. 将炒好的菜肴盛出装盘即可。

79

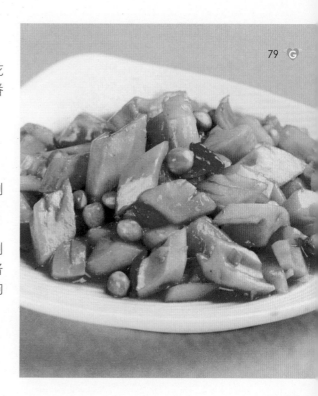

# 核桃

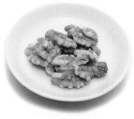

【别名】
胡桃、羌桃、英国胡桃、波斯胡桃。

【性味归经】
性温、味甘；归肺、肾经。

**功效** 核桃仁具有滋补肝肾、强健筋骨的功效。核桃油中油酸、亚油酸等不饱和脂肪酸高于橄榄油，饱和脂肪酸含量极微，是预防动脉硬化、冠心病的优质食用油。长期食用对癌症也具有一定的预防效果。

**营养成分**
富含蛋白质、脂肪、膳食纤维、钾、钠、钙、铁、磷等矿物质。

**选购**
应选外形圆整、干燥、壳薄、色泽白净、表面光洁、壳纹浅而少者。

**贮存**
带壳核桃风干后较易保存；核桃仁要用有盖的容器密封装好，放在阴凉、干燥处存放，避免潮湿。

**适宜用者**
健忘倦怠、腰膝酸软、气管炎、便秘、神经系统发育不良、神经衰弱、心脑血管疾病等患者。

**不宜用者**
肺脓肿、慢性肠炎患者。

## 核桃仁鸡丁

**材料：**
核桃仁 30 克，鸡胸肉 180 克，青辣椒 40 克，胡萝卜 50 克，姜片、蒜末、葱段、盐、米酒、生粉、食用油各适量。

**做法：**
1. 将胡萝卜、青辣椒、鸡胸肉洗净切丁；鸡丁加少许盐、生粉、食用油，腌渍 10 分钟至入味；将胡萝卜、核桃仁焯烫后捞出；油锅烧至三成热，放入核桃仁炸香后捞出。
2. 锅底留油，放入姜片、蒜末、葱段爆香，倒入鸡丁、青辣椒、胡萝卜炒匀，加入米酒、盐调味，盛出放入盘中，放上核桃仁即可。

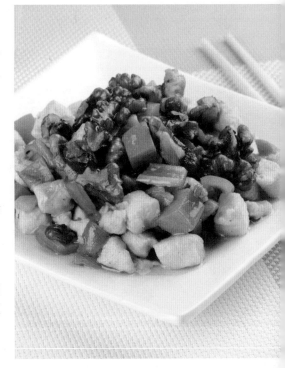

# 绿豆

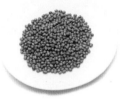

**【别名】**
青小豆、官绿、菉豆。

**【性味归经】**
性凉，味甘；归心、胃经。

**功效** 绿豆具有降压、降脂、滋补强壮、调和五脏、保肝、清热解毒、消暑止渴、利水消肿的功效。常服绿豆汤对接触有毒、有害化学物质而可能中毒者有一定的防治效果。还能防治脱发、使骨骼和牙齿坚硬、帮助血液凝固。

### 营养成分
富含蛋白质、脂肪、碳水化合物，以及甲硫氨酸、色氨酸、赖氨酸等球蛋白类的磷脂酰等。

### 选购
辨别绿豆时，颜色如是褐色，说明其品质已经变了；若表面白点多，则已被虫蛀。

### 贮存
将绿豆在阳光下曝晒5个小时，趁温度仍在时密封保存即可。

### 适宜用者
有疮疖痈肿、丹毒等热毒所致的皮肤感染以及高血压、水肿、红眼病等病症患者。

### 不宜用者
脾胃虚寒、肾气不足、易泻者、体质虚弱和正在吃中药者。

## 绿豆薏仁饭

**材料：**
水发绿豆、薏仁各30克，水发糙米50克。

**做法：**
1. 将全部食材洗净，装入碗中混合均匀，倒入适量清水。
2. 将碗放入烧开的蒸锅内，用中火蒸40分钟左右至食材熟透。
3. 将蒸好的绿豆薏仁饭取出即可。

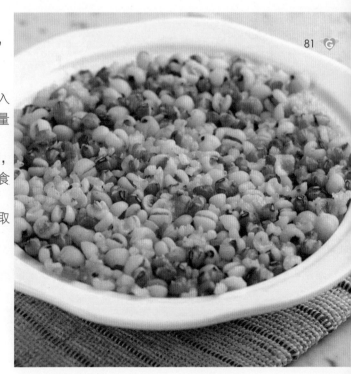

# 黄豆

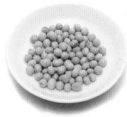

【别名】
青豆、白豆、紫豆、斑茶豆、大豆、黄大豆。

【性味归经】
性平、味甘。

功效 黄豆具有健脾、益气、宽中、润燥、补血、降低胆固醇、利水、抗癌之功效。黄豆中含有抑肽酶，对糖尿病患者有益。黄豆中的各种矿物质对缺铁性贫血者有益，且能促进酶的催化、激素分泌和新陈代谢。

营养成分
富含蛋白质及铁、镁、锌、硒等，以及人体8种必需氨基酸和卵磷脂、可溶性纤维、谷氨酸等。

选购
颗粒饱满、大小颜色一致、无杂色、无发霉腐烂、无虫蛀、无破皮的是好黄豆。

贮存
将黄豆晒干，再用塑胶袋装起来，放在阴凉干燥处保存。

适宜用者
动脉硬化、高血压、冠心病、高血脂、糖尿病、气血不足、营养不良、癌症等患者。

不宜用者
消化功能不良、胃脘胀痛、腹胀等有慢性消化道疾病的人应尽量少食。

## 银耳枸杞豆浆

**材料：**
水发银耳45克，水发黄豆50克，枸杞10克，苏打粉2克。

**做法：**
1. 将银耳切成小块；黄豆倒入榨汁机中，加适量开水榨汁；取隔渣袋置于碗中，倒入黄豆汁，滤掉豆渣。
2. 锅中注入适量清水烧开，放入苏打粉，倒入银耳煮沸，捞出备用。
3. 将黄豆汁倒入砂锅中煮沸；倒入银耳，放入枸杞拌匀，煮约2分钟即可。

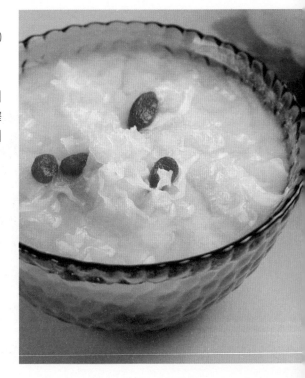

# 豆腐

**【别名】**
水豆腐、老豆腐。

**【性味归经】**
性凉，味甘；归脾、胃、大肠经。

**功效** 豆腐能益气宽中、生津润燥、清热解毒、和脾胃、抗癌，还可以降低血铅浓度、保护肝脏、促进身体代谢。豆腐中丰富的大豆卵磷脂有益于神经、血管、大脑的发育生长。豆腐在健脑的同时，所含的豆固醇还抑制了胆固醇的摄入。

**营养成分**
富含蛋白质、8种必需氨基酸、不饱和脂肪酸、卵磷脂。

**选购**
豆腐本身的颜色略带点黄色，优质豆腐切面比较整齐，无杂质，豆腐本身有弹性。

**贮存**
豆腐买回家后，应立刻浸泡于清凉水中，并置于冰箱中冷藏，待烹调前再取出。

**适宜用者**
心血管疾病、糖尿病、癌症等患者。

**不宜用者**
痛风、肾病、缺铁性贫血、腹泻患者。

## 丝瓜烧豆腐

**材料：**
豆腐200克，丝瓜130克，蒜末、葱花各少许，盐、酱油、蚝油、食用油各适量。

**做法：**
1. 将洗净的丝瓜切块；豆腐切成小方块；滚水中加盐，将豆腐块焯烫30秒后捞出备用。
2. 起油锅，放入蒜末爆香，倒入丝瓜块炒匀；注入适量清水，倒入豆腐块；加入少许盐、酱油、蚝油，煮至食材熟透、入味。
3. 最后勾薄芡炒至汤汁收浓；关火后盛出，撒上葱花即可。

83

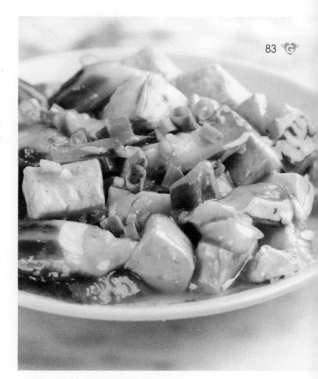

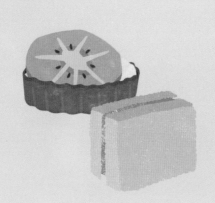

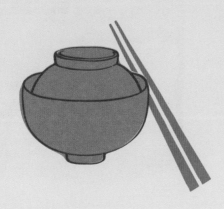

# 关于食品标签中的成分

翻开食品外包装，总像无字天书般，让人看不懂到底代表什么意思？添加物虽然是现代食品中不可或缺的成分，但若是想要吃得健康就要搞懂这些标签成分在搞什么鬼！

## 淀粉类

# 树薯粉
Tapioca Flour

**Data**

| | |
|---|---|
| **添加产品** | 淀粉制品 |
| **作用** | 增加稠度 |

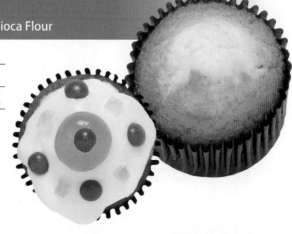

常吃的蛋糕或甜点等淀粉类食物，当中常见的成分之一就是树薯粉，其用途与生粉类似，是为了增加食品的浓稠度。虽然，树薯粉的原料，可分为"甜"与"苦"两种，但是因为吃进嘴里的食物大都经过调味，我们很难从口感区分，所以必须特别注意的是，苦味的树薯粉多取材自树薯（又称木薯）的根部和表皮，当中含氢氰酸成分。一旦不慎摄取过量，很可能引起中毒反应。轻者会感到恶心、想吐，严重者会引发缺氧、呼吸衰竭甚至死亡等状况。但大抵来说，它仍为安全的合法添加物。

苦味树薯粉可能会引发缺氧，甚至死亡。

# 顺丁烯二酸酐化制淀粉

**Data**

| | |
|---|---|
| 添加产品 | 淀粉制品 |
| 作用 | 稳定淀粉之黏度、质地 |

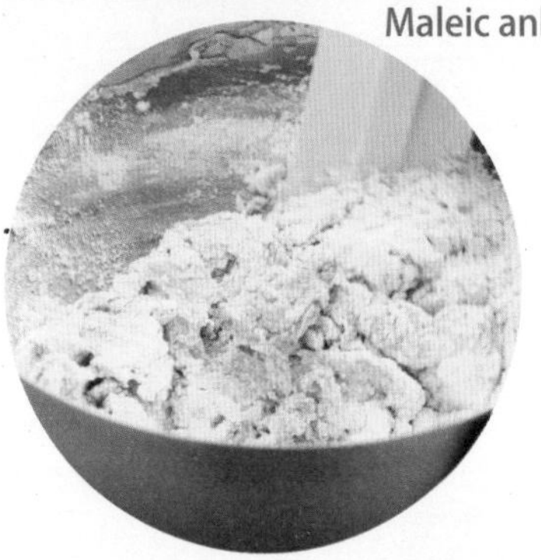

Maleic anhydride

不论是路边小吃还是正式的餐馆，人们莫不希望同样的价位可以吃到更好吃的食物，像是面条愈有嚼劲愈好，肉丸愈 Q 弹愈美味。可是，有些不法商家却会在食物中添加"顺二烯二酸酐化制淀粉"（简称"顺酐"），这种原为黏着剂或树脂原料的成分可以增加食品的口感，但同时也是绝对会对人体产生不良影响的添加物。

通过动物实验证明，大量的顺酐会伤害肾脏，甚至引起肾毒性的可能，不得不慎。

动物实验证明，顺酐会伤害人体肾脏。

**淀粉类**

# 硼砂
### Borax

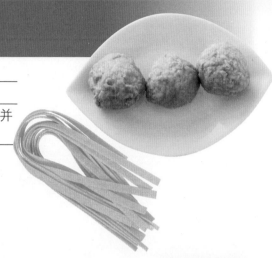

| Data | |
|---|---|
| **添加产品** | 淀粉制品 |
| **作用** | 具有口感，并增加其弹性 |

属于无机防腐剂的硼砂，因为毒性强的特性，开始多用于工业用途，例如制作毒蟑螂的药。不过，后来有人发现，许多食品诸如油面、鱼丸，添加硼砂之后，不仅吃起来更有弹性，还有兼具延长保存期限的功能，因此，有段时间曾被不少厂商大量使用。

经过研究证实，硼砂会与胃酸作用而产生硼酸，会影响人体的吸收功能，轻者产生消化不良、食欲减退的症状，严重者则会产生急性中毒、休克、昏迷、多重器官衰竭，是世界各国都禁止使用的食品添加物。

与胃酸结合产生硼酸，会影响人体的吸收功能。

# 人工发酵剂
## Hametz

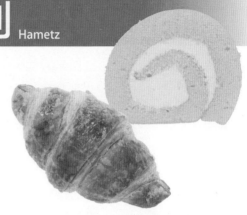

**Data**

| 添加产品 | 糕点、面包 |
|---|---|
| 作用 | 蓬松、Q软 |

糕点和面包的口感莫不追求蓬松、Q软，发酵过程往往成了美味与否的关键。不过，因为纯天然的酵母价钱比较昂贵，而且发酵过程比较花时间，许多面包店都以人工发酵剂代替，当中又多以可食用的细菌、真菌或霉菌为主，而且目前也还没有报道其不利于人体健康的相关文献。

但是，人工发酵剂毕竟是加工过的添加物，并不能代表长久以及过量的摄取就完全没问题，像是许多人在吃到某项食品前，也不知道自己会产生过敏反应，建议还是减少摄取较佳。

以细菌和真菌为主的发酵剂，不代表毫无食品安全问题。

**淀粉类、饮品类**

# 脂肪酸甘油脂 Glycerin Fatty Acid Ester

**Data**

| | |
| --- | --- |
| **添加产品** | 饮品、烘焙糕点、糖果 |
| **作用** | 乳化剂 |

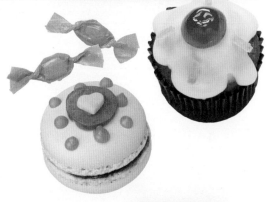

制作糕点时，水与油不仅是不可或缺的材料，比例的拿捏也是让食物吃起来美味的关键。可是因为油的密度比水轻，两者很难混合。这时候以破坏表面张力、使油水融为一体的脂肪酸甘油脂就派上用场了。

脂肪酸甘油脂这样的乳化剂是常见的乳化剂之一。因为，油与水分别由肾脏和肝脏代谢，所以长期且大量地食用含有脂肪酸甘油脂成分的食品，根据国外文献，是会让肾、肝的功能受损的，所以还是少吃含有此种添加物的食物比较好。

常用的乳化剂，伤肾又伤肝。

# 高果糖玉米糖浆 High-fructose Corn Syrup

**Data**

| | |
| --- | --- |
| 添加产品 | 饮品 |
| 作用 | 增加风味 |

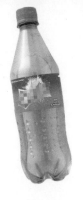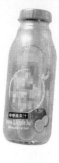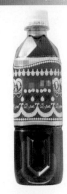

便利商店卖的清凉饮品，大都添加了从转基因玉米中提炼而成的"高果糖玉米糖浆"（简称玉米果糖）。

此类添加物的成本低廉，制造业者多站在让饮料更好喝的立场添加，并不会考量到健康问题，一旦摄取甜饮过量，很容易让我们在不知不觉中吃进超过人体一天所需的糖分，如此肥胖、高尿酸、高血糖等病症也就跟随而来。而且，此类成分还会让人慢慢地愈吃愈甜，建议还是少碰为妙。

小心！『上瘾』症状让人愈吃愈甜。

饮品类

# 塑化剂 Plasticizer

**Data**

| | |
| --- | --- |
| **添加产品** | 饮品 |
| **作用** | 取代起云剂，使食品呈雾状不透明 |

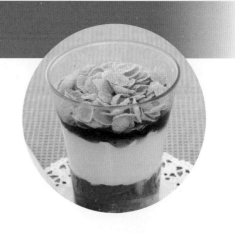

数年前让大家闻之色变的塑化剂（DEHP），其效果类似起云剂。例如，久置的西瓜汁会产生自然的沉淀现象而分层，很难引起人们的购买欲，而起云剂可以让饮料搅拌均匀，看起来更可口。但是，塑化剂的价格比起云剂更低，因此这种原本用来软化塑胶的可塑剂，才会被不法厂商用来添加于饮品中。

根据研究，长期饮用含有塑化剂的饮料，当中的激素干扰素，很可能影响人体的激素分泌，像是小女生的性早熟，或是不孕症，以及致癌的可能。

当中的激素干扰素，影响人体激素分泌。

# 人工香精 Artificial Essence

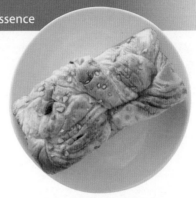

**Data**

| | |
|---|---|
| **添加产品** | 各式食品 |
| **作用** | 增加香气 |

人工香精是世界普遍的添加剂，作用是增加食品的香气，例如草莓或香蕉口味。虽然目前并没有明确的实验证实香精对人体有不良影响，但毕竟是化学制品，不排除长期且大量食用有诱发过敏反应的可能，例如荨麻疹或气喘，所以食物的选择，还是以天然为宜。

长期且大量食用，有可能诱发过敏反应。

## 食品类

# 人工色素 Artificial Color

| Data | |
|---|---|
| **添加产品** | 饼干、糖果、油面、腌黄萝卜、火腿、香肠、饮料 |
| **作用** | 着色 |

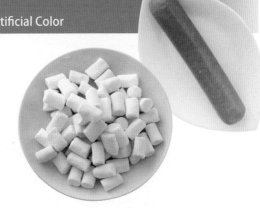

举凡市面上常见的糕点、饼干、饮料等，五颜六色的卖相看起来让人忍不住食指大动，但这些缤纷的颜色，大部分都是使用人工色素"染"出来的。

根据 2007 年英国学者马肯（McCann D）所发表的研究，过量食用含有人工色素的食品，除了会导致儿童注意力不集中外，还会导致儿童过动的可能，其中尤以红色 6 号、红色 40 号、黄色 4 号和黄色 5 号的症状最明显，所以千万别让孩子成为食品安全的牺牲品。

过量或长期食用，会导致注意力不集中和过动。

# 己二烯酸 Sorbic Acid

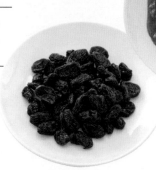

**Data**

| | |
|---|---|
| **添加产品** | 干燥水果、腌制食品、豆制品 |
| **作用** | 防腐 |

己二烯酸又称山梨酸，是防腐剂，一般多用于食品、化妆品和药品，有时候也会自然存在于少部分的莓类水果中，并具有抑制霉菌的效果。虽然，人体可以将己二烯酸分解成二氧化碳和水分排出，但如果厂商的添加剂量过高或消费者长期食用含有此类添加物的食物，除了可能引起肠胃不适，导致恶心、呕吐等症状之外，还可能诱发气喘、荨麻疹等过敏反应。

此外，根据动物实验，山梨酸若与食物中的含铁氧化物结合，还有致癌的可能。

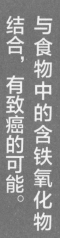

与食物中的含铁氧化物结合，有致癌的可能。

## 食品类

# 甲醛 Formaldehyde

**Data**

| | |
|---|---|
| **添加产品** | 萝卜干、菜脯 |
| **作用** | 防腐 |

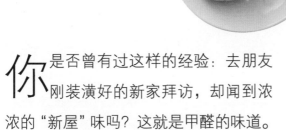

是否曾有过这样的经验：去朋友刚装潢好的新家拜访，却闻到浓浓的"新屋"味吗？这就是甲醛的味道。

甲醛就是俗称的"福尔马林"，最大的功用为防腐和漂白，一般只能在工业用途中使用，是绝对不可以出现在食物添加物中的。但由于价格低廉的原因，还是有少数不法商家愿意铤而走险。一般人只要稍有不慎吃下肚，肝肾功能就会受损，孕妇也可能因此流产。而且根据医学研究报告指出，甲醛还有致癌的可能，是一种非常危险的化学物质。

俗称『福尔马林』，有引发流产、致癌的可能。

95

# 吊白块 Rongalit

**Data**

| 添加产品 | 米粉、黄葡萄干、麦芽糖、洋菇、萝卜干 |
|---|---|
| 作用 | 漂白 |

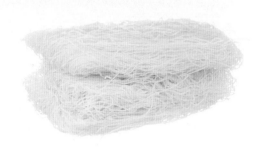

吊白块俗称"雕白粉",是一种半透明的结晶,也是类似于甲醛的化学物,原本只是一种广泛运用于染色技术上的工业化学用品。

因为吊白块具有漂白的效果,而且价格低廉,曾被不法商家用来添加于食物中。一旦不小心吃下肚,会因为人体消化系统作用的关系,释放出当中的甲醛毒素。中毒症状:轻者如恶心、呕吐、腹痛,严重者则可能产生多重器官衰竭、神经毒性的症状(例如小脑失调和抽搐)、昏迷和休克,是一种会直接对人体产生健康威胁的化学物品。

类似甲醛的成分,原是仅用于染色的化学物。

## 食品类

# 抗氧化剂 BHA/BHT

| Data | Butylated Hydroxylanisole / Butylated Hydroxyroluene |
|---|---|
| **添加产品** | 油脂、速食面、口香糖、乳制品 |
| **作用** | 抗氧化 |

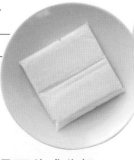
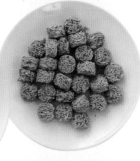

抗氧化剂 BHA 和 BHT 是两种成分相似的化学物，其最大的作用为延长食物的保存期限。

根据美国国家毒理计划的动物实验发现，含量过高或长期食用，都有引发肿瘤，甚至致癌的可能。但也有研究指出，BHA 和 BHT 可以帮助清除人体内有害的自由基，所以是争议相当大的添加物，建议还是少碰为妙。

普遍使用，争议却相当大的抗氧化剂。

# 阿斯巴甜 Aspartame

| Data | |
|---|---|
| **添加产品** | 饮料、口香糖、蜜饯、代糖糖包 |
| **作用** | 人工甘味剂 |

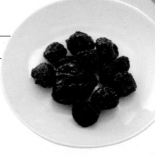

坊间许多常见的食品，包括饮料、口香糖、蜜饯等，因为添加了蔗糖或红／白糖的关系，吃起来甜甜的，另有一番风味。不过，针对少部分病患，例如糖尿病患者，并不适合食用糖分，所以厂商开发出比蔗糖还甜 200 倍又低热量的"代糖"加以取代——这就是阿斯巴甜。但是，阿斯巴甜毕竟是化学添加物，所以动物实验发现，长期或大量食用，不只有致癌的可能，也会导致神经毒性的症状。此外，少部分罕见疾病的患者，例如苯丙酮尿症，因为身体无法代谢，不能食用此类添加物。

动物实验指出，有致癌和导致神经毒性的可能。

## 食品类

# 奶油黄
### Butter Yellow

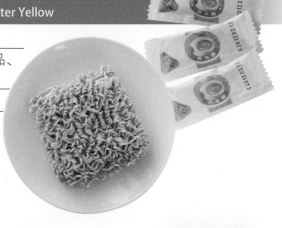

**Data**

| | |
|---|---|
| **添加产品** | 腌制食品、面条 |
| **作用** | 着色 |

奶油黄的名称听起来平易近人，实际上它不只是非法的食品添加物，还有致癌的可能。

人工化学制造出来的奶油黄，多用于将食品染成黄色，所以许多颜色偏黄而让人觉得卖相很好的食物，例如酸菜、芥菜、黄萝卜、糖果等，很可能因为被不法商家看中奶油黄价格低廉的特性而被大量添加。而且，根据国外做的动物实验发现，经常喂食老鼠含有奶油黄成分的食物，老鼠竟然发生肝癌的病变，证明长期食用会破坏肝功能，所以选购时，应尽可能避免颜色太鲜艳的食材，以防万一。

名称平易近人的奶油黄，却有着致癌的潜因。

# 去水醋酸钠 Sodium Salicylate

**Data**

| | |
|---|---|
| **添加产品** | 乳制品 |
| **作用** | 防腐剂 |

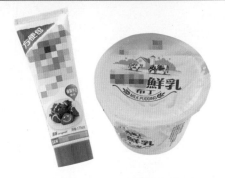

防腐剂是现代食物中都会添加的化学成分，当年还有"无机"与"有机"之分。前者因为毒性过强，绝大部分国家都禁止加在食物中；后者则为全世界普遍核准使用的防腐剂（剂量当然必须要符合国家标准）。举凡我们常吃的乳酪、奶油等乳制品，多有"去水醋酸钠"的成分。虽然是合法的化学物，但若食用过量，还是会对人体产生不良影响。

根据动物实验证明，去水醋酸钠除了会让肝脏与肾脏的功能受损，还可能引发神经毒，还是少吃为妙。

合法的去水醋酸钠，会引发神经毒。

## 蛋品

# 氧化铅 Lead Oxide

**Data**

| | |
|---|---|
| **添加产品** | 皮蛋 |
| **作用** | 增加弹性 |

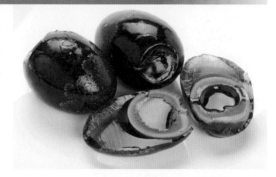

皮蛋是常见的食材，举凡家中的餐桌、路边的小吃摊或是正规的餐馆，都可以发现皮蛋的踪迹。不过，大众普遍认为愈Q弹的皮蛋愈好吃，有些厂商会用添加氧化铅的方法来增加皮蛋的口感与风味。

但是，我们必须知道，"铅"是重金属的一种，几乎很难被人体自然分解或消化。若长期食用含有氧化铅的食物，很可能导致慢性中毒，其症状包括脑神经病变、慢性贫血、肾功能恶化等，是常常让人忽略的饮食盲区。

重金属的『铅』，长期食用会导致慢性中毒。

# 铜叶绿素 Copper Chlorophyll

| Data | |
| --- | --- |
| 添加产品 | 油品、饮品 |
| 作用 | 着色 |

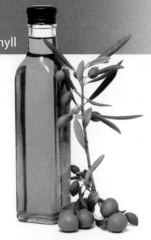

黑心油商在普通的棉籽油中添加铜叶绿素，让油品变成淡绿色，并以橄榄油名义贩售，这类食品安全问题，让人闻"油"色变。

铜叶绿素是一种从蚕宝宝排泄物中提炼萃取的合法添加物，也就是中药材的"蚕沙"，溶在水里会变成淡绿色。想要让铜叶绿素溶于油中，必须添加"铜"元素才能让色质稳定。

由于饮食习惯的关系，油品通常会高温烹煮，"铜"会因此被释放，进入人体后就会产生各式毒性，因此铜叶绿素是绝对不合法的油品添加物。

油品经高温烹煮，释放出来的铜元素会产生毒性。

干货

# 过氧化氢 Hydrogen Peroxide

**Data**

| 添加产品 | 干货 |
|---|---|
| 作用 | 漂白 |

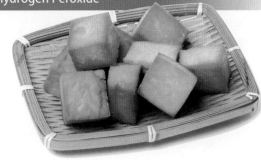

过氧化氢的别名，就是每个人几乎都听过的"双氧水"，一般都用于清洁伤口和杀菌。由于此类化学物的毒性较强，虽然具有防腐和漂白的效果，却是不合法的添加物。

因为过氧化氢的价格实在太低廉，让许多不法商家宁愿铤而走险，所以每逢过年，常常可以看到新闻报导卫生署人员检验豆干或鱼类是否含有此类化学物，我们在食用时务必要特别小心。

如果不小心将过氧化氢吃下肚，轻者可能只是引起肠胃不适，严重的话则会导致肾脏或肝脏的功能受损。

价格低廉的漂白化学剂，会导致肝功能受损。

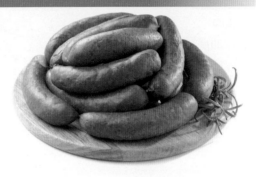

# 亚硫酸盐 Sulfite

**Data**

| | |
|---|---|
| **添加产品** | 腌制肉品 |
| **作用** | 保色剂 |

亚硫酸盐的作用与过氧化氢的大同小异，多用于漂白和防腐，但毒性却没有那么强，是十分常见的食品添加物。不过，有些商家为了让食物的保存期限更久、卖相更好，会使用超标的亚硫酸盐。

虽然人体能通过尿液代谢亚硫酸盐，但毕竟只是微量。一旦吃进过多的亚硫酸盐，很可能引起过敏反应，严重者会因此发生气喘，甚至呼吸衰竭而死亡。

所以，我们应尽可能避免购买颜色太过鲜艳或饱满的食材，以维护自身健康。

> 超标的亚硫酸盐，很可能引发过敏反应。

## 腌制品

# 亚／硝酸盐 Nitrite

**Data**

| | |
|---|---|
| 添加产品 | 腌制肉品 |
| 作用 | 保色剂 |

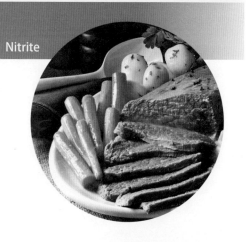

香肠、腊肉、热狗、培根等都是生活中常见的美味食品，殊不知当中的硝酸盐成分，一旦与胺类食物结合，会产生致癌的亚硝胺。

硝酸盐本为对人体无害的成分，进入人体之后，经过肠胃与细菌的代谢，会产生亚硝酸盐，这属于自然的现象。可是，如果不小心与胺类食物混吃，例如干贝、火腿或秋刀鱼，两者却会因为化学作用，产生致癌的亚硝胺。

除了上述的腌制品，家中的隔夜菜，以及烤肉时与肉品混吃的场合，最好尽量避免。

> 硝酸盐与胺类结合，会产生致癌的亚硝胺。

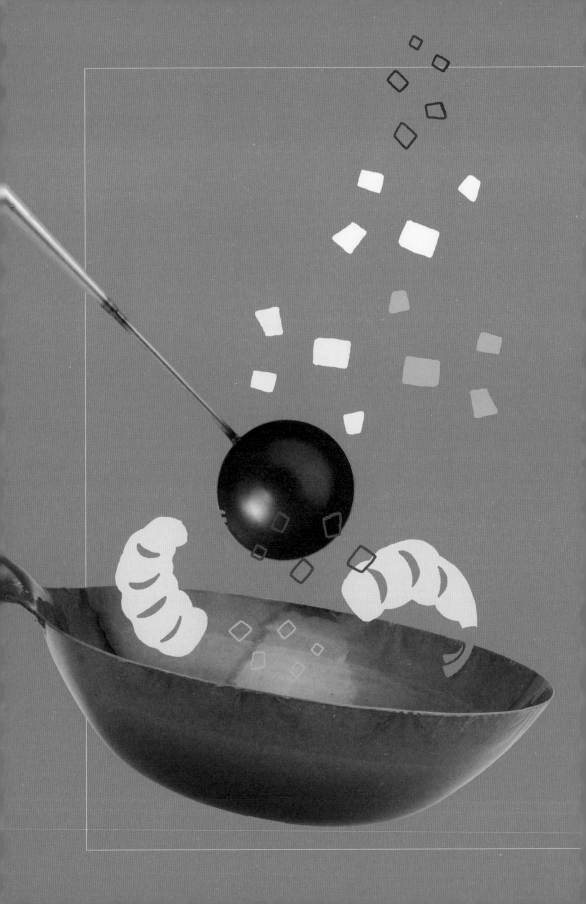

CHAPTER 2

# 千万不可以和药物混搭着吃的食物

# 感冒药 + 大蒜

## 伤胃的大蒜和伤胃的感冒药一起服用，会更加刺激肠胃！

**感冒药与大蒜不能同时服用，是感冒患者必须注意的用药细节。**

"感冒"是个再普通不过的疾病，而且几乎每个人都有这样的经历，所以大家对感冒的症状，诸如：喷嚏打不停、咳嗽、头痛等，可以说是一点也不陌生。到医院就诊后，拿到的药也多以缓解或改善这些症状为主，例如鼻塞药、化痰止咳药、止痛药等。

但是，当自己服用感冒药时千万不能和大蒜混合吃的说法，对许多人来说，应该是第一次耳闻的新闻了。

大蒜在国人的饮食观念中，属于多多益善的好食材；而且炒菜时也习惯用大蒜提味，让食物吃起来更具色、香、味。

可是，大蒜本身是一种会伤胃的配料，而坊间贩售的扑热息痛或医生开的非类固醇消炎、止痛药，也会对人体的肠胃造成伤害。当两者混合食用时，会让肠胃的状况雪上加霜。

尤其是肠胃本身比较敏感的人，也很有可能因此出现上吐下泻的症状，结果感冒还没治好，肠胃却先受到刺激，可说是感冒患者必须加以注意的用药细节和饮食搭配。

# 感冒药 + 啤酒

避免血管收缩引发心血管疾病，感冒药千万不能和啤酒混着吃！

感冒药中的抗组织胺成分，与酒精交互作用，会让人体的血管收缩，严重者会中风或心脏病发。

因应现代人生活忙碌，许多人明明身体不适，例如打喷嚏、流鼻水这种轻微的感冒症状在身，还是会勉强自己参加应酬，尤其国人的社交场合，往往与啤酒脱不了关系。

啤酒是一种在人体处于健康时饮用，也会对身体造成负担的饮料。在经过肠胃道吸收以及酒精作用后，人的血压会上升，因此对于常常饮酒过量或年纪稍长的人来说，容易引发各式心血管疾病，也是许多医生建议大众远离酒精的原因之一。

更重要的是，一般人罹患感冒，多会出现鼻塞等症状。医生为了让病患的呼吸道顺畅，便会建议患者服用含有抗组织胺的药物以缓解人体不适，可是这种药物却有让血管收缩的效果。所以，药物和酒精混搭或是间隔的时间太短，在两者的交相作用下，会对心血管造成更大的负担，严重者会中风或心脏病发。

只要服药期间没有注意正确的饮食搭配，小小一颗原本可以是救命仙丹的感冒药，很可能因此成为夺命毒药。

# 感冒药 + 姜黄

## 避免肠道不适，感冒药当然不能和姜黄混搭食用！

**具体疗效在西医中没有定位的姜黄，若贸然与感冒药合用，会对肠胃造成负担。**

当我们因为感冒向医生求诊时，医生开给我们的感冒药多以止咳、化痰、退烧、止痛为主。除此之外，我们还会多拿到一些胃药，而且服药指示通常会说明三餐饭后应先吃胃药再吃感冒药为佳。这是因为感冒药通常很伤胃，还有某知名感冒药厂商甚至打出"不含阿斯匹林，不伤胃"的口号作为特色，由此可见，众人以为不过是拿来舒缓或改善感冒症状的药物，伤胃的程度有多惊人了。

加上华人传统观念及习性使然，除了服用感冒药，也有人会炖煮姜黄的相关餐点，希望借此加快身体恢复健康的速度。殊不知，姜黄是很伤胃的食材，而且在西方的科学研究中，其对病症的疗效也没有统一的说法，甚至可以说，西医观点对姜黄的看法可是天南地北。一派认为姜黄对于养生、抗癌、抗氧化具有不可磨灭的功效，另一派则认为姜黄是一种会导致癌症的食材，还会促进人体的氧化作用，加速细胞老化，造成生理上的异变。

但不论姜黄的定位为何，其对肠胃的伤害程度，是两者都共同承认的。

# 中药＋金枪鱼

## 大型鱼类中的重金属吃进人体，感冒时就应避免搭配伤肝的中医药材！

**部分中药材会伤肝，若自己是长期且频繁食用大型鱼类的人，会让肝脏无法排除重金属。**

鱼类食品在许多人的认知中，是一种富含 DHA，也就是鱼油来源的好食品。虽然说这种具有 $\Omega-3$ 成分的不饱和脂肪酸，的确有助于预防心血管疾病，对于发展中的儿童也是不可或缺的营养，但前一阵子一则幼童天天吃鱼导致重金属中毒的新闻，让不少民众闻"鱼"色变：到底该不该吃鱼呢？

鱼类的确是一种不错的营养来源，像金枪鱼这种大型鱼类，在海洋中属于食物链的末端，所以食物来源比较复杂，很可能因此吃进体内含有重金属的小鱼；加上大型鱼类能存活的时间比较久，重金属的累积程度也较中小型鱼类多。如果频繁且长期地食用，当然会引起重金属中毒的问题。尤其和汉方感冒药服用的话，只会让这样的状况更为严重。

部分感冒患者认为，西医开的感冒药比较伤身，所以宁愿选择中医配方来治疗感冒，殊不知部分中药材也会伤害人体的肝脏，让人体无法排除重金属而导致产生肝毒性。轻微者会恶心想吐，严重的话造成肾衰竭、昏迷等症状。只要不过度食用大型鱼类，就可以避免这种问题了。

# 抗忧郁药物 ＋ 烤鱼

## 烤鱼中的组织胺成分，会影响抗忧郁药物抑制单胺氧化酶！

**含有组织胺成分的抗忧郁药物，若与含有组织胺的烤鱼一起服用，可能会出现过敏反应。**

根据统计，国人罹患忧郁症的比例逐年升高，有 13%~20% 的成人都会产生与忧郁症相关的症状，可以说是近代新型态的心理疾病。而且，只要饮食稍有不慎，例如一边服用抗忧郁药物，却搭配烤鱼食用或是间隔时间太短，严重者甚至会引起过敏反应。

精神科医生面对病患的求诊，开立的处方药物中，多为含有组织胺的抗忧郁药物。这种组织胺的成分，能有效抑制单胺氧化酶，进而达到缓解或改善患者的忧郁病症。像是烤鱼这类的海鲜中，虽然富含 DHC，其具有帮助人体降低血脂、预防心血管疾病的功能，却会影响抗忧郁药物中抑制单胺氧化酶的作用。不只大幅降低了药物效果，病患还因此吃进大量的组织胺。一旦人体内的组织胺过量，各式过敏症状也可能随之出现。

例如，有些人吃到甲壳类食物，像是螃蟹、虾子等，就会发生全身发痒不止的过敏反应，这都是组织胺过量的原故。轻微者可能发生如气喘、荨麻疹、肚子痛，严重者可能出现帕金森病的症状，不可不慎。

# 肠胃药 + 乌龙茶

本来就会对肠胃造成负担的茶，和肠胃药搭配服用，还会降低药效！

茶类饮品多含咖啡因，除了会增加肠胃的负担之外，还会影响药物吸收。

你是不是曾有过这样的生病经验：突然没来由地上吐下泻、厕所跑不停，吃什么都止不住，或是肠胃突然绞痛？

肠胃不适是许多人都曾罹患的疾病症状。部分症状轻微的患者通过避免食用刺激肠胃的食物，有时候靠人体自身的复原能力就能恢复健康。

不过严重者，例如胃溃疡或是急性肠胃炎，大都必须靠医生的问诊和药物治疗。面对这类型的病患，医生除了斟酌用药之外，大都还会另开一份胃药，减缓药物对肠胃的刺激。

不过，有些人因为错误的服药观念，以为茶和水一样干干净净、不含多余的人工化学物，干脆以茶代水服药，却不知道茶中的咖啡因本来就会对人体的肠胃造成伤害。所以，有些人空腹喝茶，有时候也会发生肠胃不适的症状。

另一方面，则是茶中的成分会影响药物吸收，让刚刚服用的药物几乎等于没吃，还会因此增加肠胃负担，当然更难治愈肠胃不适的相关症状了。

# 抗生素＋牛奶

## 牛奶中的乳脂肪或制酸剂，会影响维生素的吸收！

**用以治疗细菌感染的抗生素，若贸然与牛奶搭配，会降低药效。**

有些到医院求诊的病患，还来不及问清楚病况，只要听到医生开立"抗生素"的药物时，就先反问医生："抗生素会不会让我愈吃愈抗药？"由此可见，不少国人对药物的使用，仍存在许多误解。

医生之所以会开出具有抗生素的处方，大都因为患者的病症是由细菌引起感染，例如常见的肺炎或泌尿道感染。透过抗生素的治疗效果，可以有效降低细菌的数量；再加上其他药物的从旁协助，以及人体自我复原的能力，大部分都能顺利恢复健康。因此只要按照医师叮咛，适度服用或涂抹抗生素药物，就不会发生令人生惧的抗药性。

不过，有些人因为觉得吃药会对肠胃造成负担，又听说牛奶具有护胃的效果，便异想天开地将两者搭配服用，殊不知这样会降低人体的药物吸收。例如部分含有四环酶的抗生素，便会和钙质结合，影响药物疗效。因此，如果患者服药前想要喝牛奶，建议最好间隔六小时以上；如果是先喝牛奶才吃药的话，最好能喝完两小时后再服用抗生素较为妥当。

# 降压药 + 乌龙茶

茶类饮品不只降低药性，当中的咖啡因很可能引起血压飙升！

病患以茶代水服用降压药，很可能发生暂时性的血压飙升，严重者甚至中风。

对爱美人士来说，乌龙茶对减肥有着不可磨灭的助力。有些研究甚至指出，与没有喝茶习惯的人比起来，持续半年每天喝茶120~600毫升的人，罹患高血压的概率比前者少了46%；每天喝茶超过600毫升的人，被诊断罹患高血压的概率低了65%。

这样的数字听起来的确非常吸引人，加上网络上也有不少人分享如何通过喝茶减肥成功瘦身的案例，这让许多因为肥胖而引起高血压，或是长期服用降压药的病患被误导，以为用茶代水服用医生开立的降压药，可以产生双重疗效。

以降压药来说，它是一种必须长期服用的药物，很可能随着病患的贸然停药或错误的食材并用，引起药物吸收不良、血压突然飙高的情形发生。而茶类的成分除了会降低人体吸收药物的能力，另一方面，茶中的咖啡因具有让血压上升的作用，尤其是平常没有喝茶习惯的人，突然吸收了大量的咖啡因，都会引起暂时性而且非常高的血压。所以，服用降压药的病患，最好还是听从医师建议，吃药时避免搭配乌龙茶。

# 降压药 + 葡萄柚

## 葡萄柚的成分，会干扰小肠中帮助代谢药物的酶！

**大多数降压剂中的钙离子阻断剂，必须仰赖小肠中的 CYP2A4 酶代谢，但这种酶却会受到葡萄柚的成分干扰，从而造成低血压。**

高血压是现代常见的慢性疾病，发病原因除了少数人天生血压比较高，还有个人长期的不良习惯，例如错误的饮食、没有运动的习惯以及长年累月的肥胖。想要治愈这样的病症，当然并非吃了医生开的药就能立即见效，还需要患者的长期配合。

高血压的并发症，往往影响人体甚巨，像是心脏病、脑中风、主动脉剥离及动脉硬化、肾病变、视网膜剥离等，严重者甚至危及性命。而医生开立的降压药物，大都含有钙离子阻断剂（例如"脉优"），必须通过人体小肠中的 CYP3A4 酶帮助代谢。

而葡萄柚中的成分却会抑制这种酶，导致大量的药物被人体血液吸收，血压很可能因而降过头，发生过低的情况。轻者头晕、头痛、眼前发黑，严重者一样会危及性命。

此外，吃下肚的葡萄柚成分，通常可以在人体运作24小时。因此，服用此类药物时，更要特别注意个人的饮食。

# 抗凝血剂＋菠菜

富含维生素 K 的菠菜，会降低抗凝血剂的干扰效果！

**医界常用的抗凝血剂，多透过干扰维生素 K 的方式以达到抗凝血效果，但富含维生素 K 的菠菜却会降低药效，适得其反！**

抗凝血剂，顾名思义，是一种用来阻止血液凝固的物质，最常用于防止人体处于高凝血的状态，目的是为了避免血液循环瘀滞以及预防血管壁受损。例如，血栓引起的脑中风，或是长途飞行时，久坐不动所导致的深部静脉阻塞。此类药物并不是一般人熟悉的用药，所以许多人会忽略服用抗凝血剂的饮食搭配，殊不知稍有不慎，便会造成不良的后果。

以目前最常用的抗凝血剂 Warfarin（华法令阻凝剂）来说，是通过干扰人体凝血过程中不可或缺的维生素 K 及其环氧化物的循环转换，达到抗凝血的效果。因此服用此类药物时，应避免食用富含维生素 K 的食物，例如菠菜、西蓝花、生菜等绿叶蔬菜，以免降低药物作用，不然如上述所提及的相关病症很可能再度复发。

值得注意的是，因为国人习惯吃火锅的关系，部分蔬菜经过烫煮后其体积会缩小，容易让人在不知不觉中摄取过多，这是必须要注意的饮食细节。

# 抗凝血剂 ＋ 金枪鱼

## 鱼肉中富含的鱼油成分，具有抗凝血效果！

**因为鱼油本身就具有抗凝血的功效，若与抗凝血剂同时服用，会增强体内的抗凝血效果，造成体内出血。**

海鲜食物在大众的认知中，大概都是"吃了对人体有百利而无一害"的印象。尤其是富含鱼油的鱼肉，当中不饱和脂肪酸的 Ω-3 成分，无法由人体自行合成，必须通过饮食才能摄取。其功用除了可以帮助预防心血管的相关疾病，还有改善忧郁症、癌症、糖尿病等病症的效果。

而且，鱼油对于发育中的孩童或是预防失智症，也是很重要的营养素。不过更多人不知道的是，如果家中有人正在服用抗凝血剂，鱼肉或是鱼油这样的保健食品，必须极力避免同时服用。

需要服用抗凝血剂的患者，是为了预防或改善人体的凝血情况，但是鱼油的成分却同样具有抗凝血效果，所以两者并服会让体内的抗凝血效果增强，严重者会导致器官出血。例如泌尿道系统的出血会造成血尿、肠胃道出血则为血便，最严重者就是颅内出血，也就是所谓的中风。因此在服用这类特殊药物时，若有不了解的地方，务必询问过医生并注意日常饮食，才能发挥药物的真正疗效。

# 口服铁剂＋牛奶

富含大量钙质的牛奶，会影响铁质转化成亚铁，越喝越贫血！

**当人体的铁质不足，高钙的牛奶会影响铁质转化成亚铁的过程，造成越喝越缺铁的情况。**

生理期的不适是许多女性的共同困扰，尤其对少部分严重者来说，经期过长或经血量过多的问题，会造成体内的铁质不足，引发缺铁性贫血。

因此，求诊问病时，医师多开立口服铁剂让病患定期服用，并建议多摄取铁质与钙质的营养，于是具有这两种矿物质的牛奶便误打误撞成为此类病患的首选，殊不知这是口服铁剂的大忌。

牛奶是服用药物时应尽力避免的饮品，一方面是牛奶的成分会影响人体吸收，降低药物作用；另一方面则为牛奶当中的矿物质以"钙"居多，铁质其实很少。一旦人体的铁含量低、钙含量高时，会影响铁质转化成亚铁的过程。所以，牛奶非但不是补铁的好选择，还会让人愈喝愈缺铁。

不过相对来说，只要人体没有缺铁的问题，牛奶的确是老少咸宜的营养补给品。此外，如果是通过皮下注射红血球生成素（EPO）的人，也不需要特别禁喝牛奶，只要拥有正确的饮食观念，就能吃出健康人生。

# 甲状腺激素药 + 受污染的叶菜、根茎类

受污染的包菜居然含有氢化物，严重影响甲状腺的合成功能！

进口自大陆的包菜因为受到污染，当中的氢化物成分，会影响甲状腺的合成功能。

当甲状腺过多分泌，会让人感觉莫名有活力，进而失眠、紧张；反之，若甲状腺功能低下的话，则会出现无力、昏昏欲睡、没精神的情形。大部分医生面对这种病症，会开立甲状腺激素药，而帮助病患补充甲状腺分泌的激素。此类病症的病患，也必须做好长期抗战的心理准备，贸然停药或稍不注意饮食习惯的话，都会让病况恶化。

不过前一阵子新闻报导，进口自大陆的包菜和土豆，因为水质与农地污染的关系，当中竟含有氢化物的化学成分。尤其是本身甲状腺功能异常的患者吃下肚，会影响甲状腺的合成功能。但是在正常情况下，包菜和土豆并不会产生不良影响，这只能算是特例，只要注意产地的品质管理，还是可以安心食用的。

# 精神镇静剂 + 咖啡

## 咖啡中的咖啡因成分会刺激大脑，让精神更亢奋！

**医生开立精神镇静剂是为了缓和病患的精神状况，一旦服用咖啡，当中的咖啡因会让药物失去镇静效果。**

现代人工作忙碌，紧张的精神几乎已经变成多数上班族的日常写照，导致罹患心理疾病的人愈来愈多。大部分的心理疾病还是必须靠患者本身的努力才能加以痊愈，不像是生理病症那样可以单纯依靠药物就恢复健康，所以医生只能开立各式镇静精神的药物，例如安眠药，帮助安抚病患情绪。不过这类药物会直接对人体脑部产生作用，若服药的时候没有特别注意，像是吃药前后没有间隔足够长的时间便喝咖啡，很可能会让药物无法产生效果。

根据研究，少量的咖啡的确会对人体有所助益，包括抗忧郁、控制体重、促进消化、利尿、改善便秘、保护心脏血管、止痛、降低罹患胆结石的概率等。但是，因为咖啡中的咖啡因会刺激大脑，针对需要缓和脑部和精神状况的患者来说，咖啡反而会让焦虑的情况更严重。所以，有些人或许听过晚上睡觉前最好不要喝咖啡，也是这个道理。若是必须长期服用精神镇静剂的患者，务必避免饮用咖啡。

121

# 精神镇静剂 ＋ 茶饮

茶类饮品中的可溶性成分，会与药物产生化学作用，干扰吸收！

**茶饮中的单宁酸、鞣质和茶碱，会与药物产生化学作用，以致无法发挥治疗功效。**

举凡雨后春笋的咖啡厅或是满街林立的饮料店，贩售的茶饮数量多得不胜枚举；再加上华人固有的品茶习惯，茶饮几乎已经成为中国人生活的一部分。不过像红茶或绿茶这样的饮料，对于因病必须服药的人来说，是必须避免的饮品。

茶类的可溶性成分中，含有单宁酸、鞣质和茶碱，会与药物中的蛋白质、生物碱、重金属盐类等起化学作用，干扰人体的药物吸收，当然就无法发挥药物本身的治疗功能。虽然说部分药物可以用茶代水服用，例如绿茶中的茶多酚就有增强维生素 C 的效果，不过为了防范于未然，服药时最好还是以白开水为宜。另外，若是不小心喝到茶饮，建议最好能至少间隔两小时再服药，降低药物被干扰的概率。

此外，因为茶叶中还有咖啡因的关系，会直接刺激人体大脑，产生兴奋的作用。对于必须长期服用精神镇静剂等药物来改善或抑制精神焦虑的的病患来说，不但可能会让药物丧失效果，还会让人愈喝愈兴奋，当然就没有治疗效果了！

# 糖尿病用药＋舞菇

## 舞菇真的可以治疗糖尿病吗？小心与药物产生双重作用！

**虽然舞菇可以降低血糖、控制糖尿病的功效仅限民间流传，但还是谨慎为上。**

糖尿病是常见的慢性疾病之一，主因在于胰脏制造的胰岛素异常，人体无法正常代谢葡萄糖（糖类），导致血液中的血糖浓度不断增加的一种病症。通常医生们多以直接施打胰岛素，或开立口服的降血糖药给病患。

虽然目前在医学界的认知上，糖尿病是几乎无法被根治的疾病，而且如果没有接受长期的药物控制，很可能发生其他并发症，例如神经病变或大、小血管的相关疾病，但仍有不少病患希望通过食用保健食品，早日恢复身体健康。因此许多人耳熟能详的保养圣品，包括灵芝、巴西蘑菇，以及在日本销售多年、十分受消费者欢迎的舞菇，都成为炙手可热的商品。尤其因为坊间流传舞菇具有降低血糖、可以有效控制糖尿病的效果，因此成为当前流行的健康食材。

关于这样的说法，虽然目前在医学界还没有正式的定论。但是基于用药安全，如果是正在服用糖尿病相关药物的患者，最好还是先尽量避免食用舞菇，以免在药物的双重用下，造成低血糖的可能，严重者甚至可能成为植物人，不可不防。

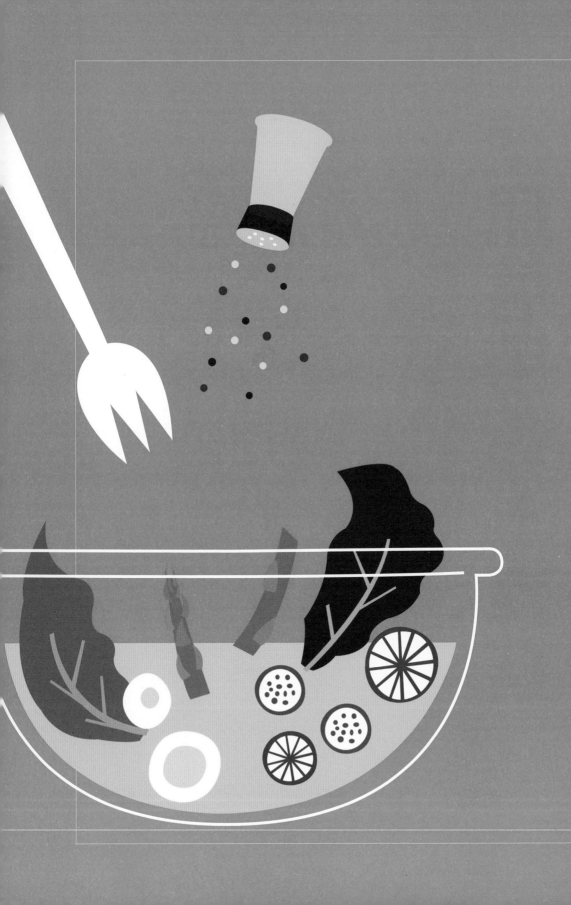

CHAPTER 3

依照你的症状来选用食物

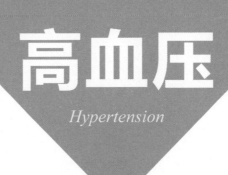

# 高血压

*Hypertension*

## 有沉默的杀手之称，
## 食的重点是降低血脂吸收率！

> 血压升高的原因很多，如刚做完运动或是情绪激动等，若在不同的时间点测量，血压值仍是偏高时，就要尽快咨询医生！

## 【明日草＋小沙丁鱼】
### 碱性食物与鱼类中丰富的 DHA，具有降血脂的功能

身为叶菜类食物的明日草，内含的丰富纤维，不但可以有效帮助人体的肠胃消化，其本身为"碱性"的特色也可平衡人体内酸碱值——尤其是习惯大鱼大肉的人，更应该通过这样的食物，尽可能让体内酸碱介于正常值的 pH7.3~pH7.4，才能有效抑制自由基的形成，降低个人健康出现异常的概率。至于小沙丁鱼，则富含大量的 DHA，也就是为人所熟知的鱼油成分，而且几乎所有的鱼类食物都有这种可以降低胆固醇的 DHA，当然能对高血压产生不错的控制效果。惟须注意的是，因应现代环境污染还有食物链的关系，深海鱼体内的重金属含量较高，但只要不要过度食用，仍不失为可以多多摄取的营养食物。

**相同类型的食物**：大部分的叶菜类，也就是我们所熟知的青菜，都可以取代明日草，所以不一定非明日草不可。

# 【芋头＋西红柿】
## 低钠、少油的芋头，可作为米饭的替代品

一般人对芋头的印象，仅止于内含大量的淀粉。不过，更多人不知道的是，芋头不但有维生素和矿物质，当中膳食纤维的含量是米饭的四倍；加上芋头本身低钠又少油的特性，可以有效抑制胆固醇和三酸甘油脂的形成。只要不要过量摄取，若能拿来替代正餐，当然可以控制高血压和脂肪的累积。

至于含有大量茄红素的西红柿，则是营养界中极力推荐的天然抗氧化剂。除了能有效抑制血脂的形成，也因为含有纤维，还可以帮助维持人体肠道健康的功能。若能适当地搭配食用，当然对于预防或控制高血压有不错的效果。

**相同类型的食物**：芋头可以用别种根茎类作物，例如土豆或红薯替代。有人会在白饭中添加红薯，就是健康的饮食搭配。

# 【苹果＋优酪乳】
## 富含果胶和苹果酸的苹果，可以帮助吸收体内油分

苹果是日常生活中随手可得的水果，因为富含果胶容易让人产生饱足感，除成为爱美人士替代正餐的选择外，也具有帮助吸收多余水分和油分的特性。再加上苹果酸的成分，可以活络胆管，让人体易于排除油脂，当然对高血压有不错的预防效果了。

此外，苹果中含有丰富的维生素C和B族维生素，可以促进人体的血液循环，也能避免坏血病的发生。

至于优酪乳（此处所指当然是无糖优酪乳），虽然是经过牛奶发酵的产物，但是当中特殊的菌株——乳酸杆菌和比菲德氏菌，则可以减少人体内短链脂肪酸的形成，避免胆固醇增生的概率，自然能帮助远离三高病变了。

**相同类型的食物**：香蕉是营养功能与苹果较为类似的水果。

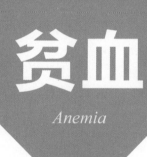

# 贫血

## *Anemia*

## 增加细胞血红素，
## 食的重点是铁、维生素 B₁₂ 和蛋白质！

铁质、维生素 B₁₂ 和蛋白质，是人体的造血来源。
只要摄取不均衡，三种营养缺乏其中两项，就会造
成贫血的可能！

## 【海胆＋三文鱼子】
### 海胆富含蛋白质和铁剂，是造血的必要养分

人体必须摄取足够的铁质，细胞才能产生充足的血红素。当血红素不足时，就会出现贫血的症状。而海胆这种带壳的海产，蕴含丰富的蛋白质和铁剂，对于预防或想要改善贫血的人，多吃这类食品，都有不错的效果。

同属海产的三文鱼子，一方面同样含有制造血红素所需的铁质以及多种维生素，例如维生素 B₆、维生素 B₁₂、叶酸等对人体有益的营养。另一方面，因为鱼卵属于蛋类，不只内含卵磷脂，而且还含有鱼类中才有的 DHA 成分。当中的 Ω-3 可有效帮助人体细胞维持正常运作以及护脑的功能，尤其对于发育中的孩童来说，是更需要补充的营养成分。

**相同类型的食物：**不喜欢吃海胆的人，可以通过吃其他种硬壳类海产，一样能达到预防或改善贫血的功效，因为这些海产大都含有丰富的蛋白质和铁。

## 【肝脏＋香芹】

### 含铁成分最高的肝脏，是贫血患者不可或缺的营养补给品

肝脏是含铁成分最高的一种食物，主因为肝脏是生物的代谢解毒转运站，除了拥有丰富的 $B_{12}$，还有叶酸，对于容易贫血的人或生理期女性而言，是不可或缺的营养补给品。

不过，因为肝脏通常内含的油脂成分较高，对人体来说，是种不易消化的食品，如果能适时搭配香芹，除了能增加菜色的口感和香气外，这种叶菜类蔬菜一方面可以帮助消化，另一方面能减少食用肝脏后堆积在人体内的脂肪，达到吸收营养又不徒增肥胖的困扰。

**相同类型的食物：**其实不一定要搭配香芹，只要是其他种叶菜食物（也就是蔬菜），都可以取代香芹。叶菜类蔬菜中还富含多种丰富维生素与矿物质，吃了对人体多多益善。

## 【花蛤＋海苔】

### 带壳类的海产如花蛤，富含大量蛋白质与铁质

除了花蛤之外，其实大部分这种带壳类的海鲜，例如蛤蜊、蚬贝等，都富含大量的蛋白质和铁质，这些都是增加人体血红素的必要成分。虽然花蛤富含油脂，不过只要不过分摄取，也是一种不错的营养来源。

海苔搭配各种海产的吃法，不但有提味的效果，而且海苔还是一种内含大量矿物元素的食材，像是包括对人体最重要的铁、钙、碘等，几乎全数囊括，并也兼具护发、预防甲状腺肿大的功能，可以说是辅助人体生理机能不可多得又随手可得的好食材。

**相同类型的食物：**海带、紫菜都可以取代海苔，吃法不受限。例如花蛤搭配海带煮汤，就是一道非常简单又美味的料理，还能顾及人体的营养所需。

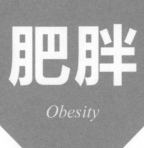

# 肥胖

*Obesity*

## 过多油脂囤积造就肥胖，
## 食的重点就在抗氧化成分和纤维！

> 造成肥胖的最大主因，就是过多的油脂囤积在人体内。因此通过食用大量的纤维，不仅能达到吸收油脂的功能，还可以促进肠胃蠕动，让消化系统处于健康状态。

## 【面包＋西梅】
### 西梅属于碱性食物，可以帮助降低血脂

属于碳水化合物的面包，因具有美味、口味众多又方便购买的特性，成为许多忙碌上班族没有空坐下来好好吃饭的正餐替代品。但是，面包内含极高的热量，甚至高于作为主食的米饭，而且很容易让人愈吃愈想吃，稍不注意就会让自己成为肥胖的受害者。想要远离可怕的肥胖陷阱，建议可以搭配西梅一起食用。

西梅俗称黑枣，内含大量纤维，具有极佳的助消化和整肠功能。可有效降低人体内的血脂，还能吸收面包里过多的油脂。其次，黑枣的热量低，吃再多都不怕胖，而且容易产生饱足感，能抑制想多吃面包的欲望，是可以让面包爱好者远离肥胖的搭配吃法。

**相同类型的食物**：除了黑枣，大部分的梅类食物都具有降血脂、促进肠胃蠕动的功能。

# 【辣椒＋西红柿】

## 辣椒和西红柿富含的抗氧化成分，能有效抑制血脂形成

辣椒在国人的饮食习惯中，往往作为开胃的前菜。但是，可别小看小小一颗的辣椒，因为它除了具有让胃酸加速分泌的功能，让人比较容易产生饱足感之外，内含的抗氧化剂，经过研究证实，可以预防癌症，还兼具保护心脏、降血糖、加速体脂肪分解的功能。

虽然辣椒配西红柿的吃法看起来有点奇怪，但在营养学中，西红柿所含的茄红素可以抗氧化，还能预防心血管疾病，达到抑制血脂形成的效果。而且因为西红柿本身是蔬菜的一种，当中的纤维也能促进肠胃蠕动，帮助清除宿便。两者若能搭配食用，当然能对控制肥胖产生不错的功效了。

**相同类型的食物：** 另一种国人习惯食用的佐料，最常见的当属胡椒了，也是远离肥胖的不错选择。

# 【白酒＋梅干】

## 梅干中的纤维，具有分解脂肪的特殊效果

在各种社交场合中，酒类产品是不可避免的饮品。不过，很多人可能不知道，"酒"其实是一种热量非常高的饮品，当中的甜度和酒精成分都比其他酒类饮料更少，热量也比较低，负担相对变小。

若因工作关系，必须频繁参加各式应酬，不妨用本身为碱性的梅干搭配些许的酒，可让身体达到酸碱平衡的状态，还能促进肠胃蠕动，维持肠胃的健康。

此外，梅干除了具有人体必须的矿物质和维生素，当中富含的纤维，也有分解脂肪的效果。不过，状况允许的话，还是尽可能远离酒精，才能确保自己不会成为肥胖的受害者。

**相同类型的食物：** 只要是梅类食品，都有大量纤维和呈碱性的食物特性。需要特别注意的是，梅的盐分比较高，尤其是肾脏和心脏有问题的人，切忌过量食用。

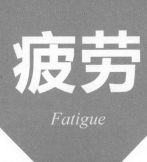

# 疲劳

*Fatigue*

## 缺乏人体所需的营养和热量造成疲劳，食的重点就在 B 族维生素！

> 虽然每天都吃得好、睡得饱，但不知道为什么，生理上总是感觉很疲累，原因很有可能出在自己吃错食物了！

## 【猪肉 + 洋葱】

### 洋葱里的 B 族维生素和维生素 C，具有调解细胞的功能

虽然不能说猪肉对于缓解疲劳具有绝对的效果，但因为肉类食品内含丰富的蛋白质，可以供应人体必需的热量。但肉类毕竟属于酸性食物，大量且长期食用，还是会造成身体的负担，此时不妨搭配洋葱，不但可以增进猪肉的香气，还能兼顾营养。

洋葱内含丰富的钙质，可以达到松弛肌肉的效果。既然肌肉不紧绷了，当然生理上就不会感觉那么劳累了。此外，洋葱还有丰富的维生素 $B_1$、$B_2$ 和 C，具有调解细胞功能的作用，心情也会随之变好，面对工作或生活上的压力，自然也较能调适，达到身心愉快的状态。

**相同类型的食物**：含有大量钙质的牛奶，也能帮助舒缓肌肉。但是，刚做完激烈运动的人，最好能隔半小时再进食，避免增加身体负担。

# 【鸡蛋＋豆芽】

## 营养丰富的鸡蛋，配合豆芽可达到体内的酸碱平衡

鸡蛋富含蛋白质，还有维生素 A 和 D，以及铁、磷、硫、钙等大量矿物质，可说是价值非常高的营养品，也能提供人体所需的热量，当然就比较不容易感到疲劳。

不过在营养学中，鸡蛋属于酸性食物，过度摄取难免会对人体造成负面影响，建议可以搭配豆芽一起食用，能达到两者间的酸碱平衡。内含纤维的豆芽还能帮助人体消化，具有帮助清除宿便的功能。

此外，豆芽还有消除胆固醇的效果。如果站在中医的角度来看，豆芽兼具清血、解毒、降火的多重功效，正好与鸡蛋这样的营养品相辅相成。

**相同类型的食物**：虽然我们常食用的豆芽以绿豆芽为主，但豆芽不分种类，都有上述的各种功效，多多益善。

# 【葡萄柚＋红茶】

## 帮助人体留住钙质的葡萄柚，能有效缓解肌肉紧绷不疲劳

葡萄柚本身就对预防心血管疾病有良好的成效，因其营养成分的关系，除了可以保留人体的钙质使之不致流失、达到肌肉舒缓和消除疲劳的效果外，也能预防骨质疏松症。不过，特别需要注意的是，如果本身就是心血管疾病的患者，最好尽量避免食用葡萄柚。

至于一般人印象停留在提神的红茶，虽然内含对人体有益的儿茶素并不如绿茶那么多，但营养功效却和绿茶差不多。尤其是红茶中的咖啡碱可以刺激大脑皮脂，帮助我们消除疲劳、集中思考并保持清醒。但如果处于空腹或睡前饮用，则可能伤害到胃部的运作，最好在白天或饭后再饮用较佳。

**相同类型的食物**：文旦与柚子是最类似葡萄柚的水果，其次才是柑橘和柠檬。

# 失智症

*Dementia*

## 透过食物达到活化脑部的效果，
## 食的重点就在 DHA 和抗氧化成分！

> 如果担心自己将来成为当中一员的话，当然要趁现在多吃可以预防失智症的营养品了！

## 【西红柿 + 橄榄油】
### 橄榄油中富含的单链不饱和脂肪酸，堪称油类之冠

活化脑部的重要营养素之一，就是食物中的抗氧化成分。西红柿中的茄红素因为具有抗氧化的功效，能够抑制血脂形成、有效预防心血管疾病。不论减肥还是预防失智症，西红柿都是很好的食材选择。

至于橄榄油，在营养学界是一致通过的"好油"。根据统计，橄榄油是目前市面上可见油类中，单链不饱和脂肪酸含量最高的油（约占 76%），可以有效维护脑部机能，维持心血管的健康，还能帮助消化。不论在家自行烹煮，或是在外用餐，这两种食材都十分容易取得，价格也实惠，多多益善。

**相同类型的食物：**植物油中的油溶性维生素 E，是营养界中的天然抗氧化剂，能有效预防各类慢性病或细胞变异，所以像苦茶油、芝麻油等，都可拿来当做橄榄油的替代品。

## 【西蓝花＋芝麻】

### 西蓝花富含 B 族维生素和维生素 C，是预防失智症的重要成分

西蓝花是生活中常见的食材之一，当中富含的营养素也十分惊人：维生素 $B_1$ 可以有效消除疲劳，维护个人体力；维生素 $B_2$ 能够促进消化，维持人体消化系统的健康；维生素 C 则具有抗氧化、提升免疫力的功能，是预防失智症重要的营养成分。而且，西蓝花还富含钾离子和铬元素，能有效降低人体血脂和血糖，具有预防高血压形成的效果。

具有长链的不饱和脂肪酸，也就是较为人所熟知的 DHA 的芝麻，含有天然的抗氧化剂——维生素 E。所以西蓝花和芝麻的搭配，对于维持脑部发展、预防失智症，都有不错的效果。

**相同类型的食物：** 因为西蓝花属于十字花科，所以对于不喜欢食用西蓝花的人，可以改吃小松菜，小松菜是与西蓝花类似的同科食材。

## 【绿茶＋花生米】

### 营养成分类似芝麻的花生米，热量更低、更健康

虽然说茶类饮品多含咖啡因，但因为绿茶中茶酚和儿茶素的含量是所有茶类中最高的，对于降低血脂、肠道清除、抗氧化和防止老化等有助健康的功效，也是所有茶类中最好的。

喝茶配小点是很理所当然的习惯，那么不妨搭配花生米这样的点心，就能在不知不觉中达到预防失智症的功能。

花生米的成分类似芝麻，但是热量却比较低，而且一样富含维生素 E 和不饱和脂肪酸。国人习惯将花生米炒过、加点盐当佐料小菜的吃法，不如将新鲜带壳的花生蒸煮的吃法更为营养，还能维持花生本身的营养成分。此外，放置过久的花生虽然不会腐败，但却会产生黄曲毒素，吃下肚对人体会有负面影响，不宜食用。

**相同类型的食物：** 坚果类多含有预防失智症的营养成分，可常常食用。

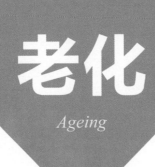

# 老化

*Ageing*

## 延缓老化，就从吃开始！
## 食的重点就在维生素 C 和抗氧化成分！

> 随着岁数增长，虽然长了智慧，但体内的正常细胞也跟着老化、死亡，进而产生病变，造成身体的负担，取而代之的是健康状况的每况愈下。

### 【沙丁鱼＋西红柿】
### 西红柿和鱼类食物中的抗氧化成分，是抗老化的营养首选

"衰老"是生物老化的必经过程，所以女性同胞莫不希望容貌青春永驻。不过人的年龄只要过了 25 岁，身体细胞死亡的速度会渐渐超过新生的速度，人体在不知不觉间就迈向老化，各种疾病及生理异变就逐渐产生。想要减缓身体的老化速率，就要多吃富含抗氧化成分的食物，例如沙丁鱼和西红柿。

西红柿中的茄红素，还有沙丁鱼里类似芝麻成分的 DHA 及不饱和脂肪酸，都具有抗氧化的功能，帮助我们有效延缓老化，对于预防自由基产生、细胞病变还有抗癌，都有不错的功效。想要维持健康的身体状况，西红柿和沙丁鱼绝对不能少。

**相同类型的食物：**鱼类是大众普遍认知中 DHA 含量最高的食物。相较于红肉（猪肉、牛肉等），鱼类也是健康的食材，像鲭鱼，就可拿来替代沙丁鱼。

# 【花菜＋酪梨】

## 号称天然营养品的酪梨，在西方国家是热门的抗老化极品

花菜看似不起眼，却富含抗氧化所需的维生素 C，还能达到提升个人免疫力的效果。若可以搭配酪梨一起食用，当然能对身体产生"双管齐下"的抗老化作用了。

不过酪梨中富含的不饱和脂肪酸，还有高含量的 B 族维生素、维生素 C、维生素 E，对于降血脂、调节细胞功能以及抗老化都有惊人的功效。对西方国家的人来说，尤其是美国，即使酪梨吃起来有种特别的味道，仍然是随手可得并炙手可热的天然营养品。

**相同类型的食物：** 只要是富含油脂类的产品，大都含有丰富的维生素 E，例如酪梨、芝麻、花生等。只要不食用过量并且适当摄取，身体营养自然能获得平衡，也可以达到抗老化的功效。

# 【芝麻＋小松菜】

## 小松菜中的多元维生素及矿物质，可以帮助人体抵抗老化

芝麻里的长链不饱和脂肪酸含量惊人，对于预防失智症有不错的效果；芝麻含有天然的抗氧化剂，也就是维生素 E，尤其是希望青春永驻的女性，可多多摄取。

至于小松菜，也就是俗称的小油菜（属于油菜的变种），其中的含钙量不只是菠菜的五倍，除对预防骨质疏松症有极佳的效果之外，当中的多元维生素及矿物质，也能帮助人体清整肠胃、排便顺畅。

而且，小松菜内含丰富的营养素，如果是气色暗沉的人，多吃这类的食品，还能有效改善个人气色，看起来更为红光满面、精神饱满。

**相同类型的食物：** 不喜欢吃小松菜的人，也可多吃其他蔬果替代，因为大部分的蔬果都像小松菜富含维生素和矿物质，一样可以达到抗老化的功能。

# 增强活力

*Energy*

## 补充身体所需的适当热量，
## 食的重点在于不要增加身体负担！

精神委靡不振、体力感觉好像透支？别再饮用提神饮料了，只要选对食物，就能把满满活力吃下肚，从此与"力不从心"的窘境说 bye bye！

## 【牡蛎＋柠檬】
### 牡蛎中的锌成分，正是身体活力的来源所在

属于珍贵海产的牡蛎，因为含有丰富的维生素和矿物质，当中尤以"锌"为甚，能有效增强个人活力。

而且，牡蛎的脂肪含量低，多以复合的磷脂为主，也具有预防动脉硬化和减少血栓的功效，对于成长中的儿童来说，还能有效帮助其脑部发育。

柠檬是在食用海产时常见的搭配食材。一方面因为柠檬呈碱性，可以与呈酸性的牡蛎达到酸碱平衡，另一方面柠檬中含义大量的维生素 C，具有增强疾病抵抗力与消除疲劳的效果，吃了会让人产生活力旺盛的感觉。

**相同类型的食物**：不喜欢吃牡蛎的人，也可以选择其他海产，同样有维持体能的功效！

# 【牛肉＋大蒜】

## 减少牛肉中脂肪和胆固醇的吸收，是大蒜的奇妙功效

牛肉是热量极高的肉类食品，丰富的牛肉蛋白，可以帮助人体储存身体所需的能量。不过，由于牛肉的胆固醇和脂肪含量较高，在食用时，建议与大蒜搭配，能补足牛肉的营养缺点。

大蒜可以减少脂肪的吸收率，降低牛肉中的胆固醇，达到减少血栓的发生率、预防心血管疾病的功效，其中富含的硫胺基还具有保健消化道的功能。另外，在口味上对许多老饕来说，最重要的是可以增加提味的效果。

**相同类型的食物：**想要增强身体活力，当然必须补充足够的热量。牛肉虽然是不错的选择，但对于某些基于民间忌讳而避吃牛肉的人来说，其实可以用其他肉品替代，例如猪肉、鸡肉、羊肉等，只是效果或许不如牛肉明显。

# 【纳豆＋香葱】

## 小小一颗纳豆，所含热量可以补充人体满满活力

虽然大部分国人并不习惯于在日常生活中食用纳豆，但是高热量的纳豆除了可以用来补充人体所需的热量之外，当中丰富的卵磷脂也能帮助人体保护心血管和肝脏。

香葱则是国人饮食中必要的佐料，营养成分类似大蒜，也就是大蒜素，一方面可以抑制肠道细菌，常保肠胃健康，另一方面就是香葱富含多糖体，会让我们吃起来感觉甜甜的，具有提升个人免疫力的效果。再加上香葱的纤维有助于排便、整肠，可以说是随手可得的营养圣品。

**相同类型的食物：**其实不一定要纳豆，大部分豆类食品的营养成分都对人体有益，黄豆就可以拿来取代纳豆，它含有可以让女性性征变明显的异黄酮，是不可多得的保养圣品。

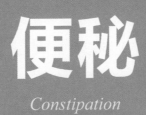

# 便秘
## *Constipation*

## 刺激肠胃蠕动和增加吸收，
## 食的重点在于多方摄取膳食纤维！

[
因为消化系统无法正常运作的关系，导致粪便没办法顺利排出体外，造就便秘症状，同时也是增加身体负担的一种病症。
]

## 【红薯＋胡萝卜】
### 红薯中膳食纤维的含量，比米饭类的更多

成人每天所需的膳食纤维量，在 20~35 克之间。红薯虽然是碳水化合物的一种，但与米饭类相比，当中富含的膳食纤维更多，是预防便秘的超级营养品；而且红薯不像芭乐这种水果难以消化，大都可以被人体正常分解，还有提高肠道乳酸菌的功效，可以有效改善肠道功能。尤其对于想要瘦身的男女而言，红薯还能当做米饭的替代品，可谓一举数得。

如果红薯能搭配同样具有大量纤维的胡萝卜一起食用，对于改善便秘问题，当然具有加分的效果，尤其胡萝卜中另含维生素 A，有明目的功能，想要常保肠道健康，红薯与胡萝卜是绝佳的组合。

**相同类型的食物：**因为胡萝卜带有些许味道，成为少部分人拒吃的理由，也可以红薯配白萝卜，白萝卜的纤维量高，对于整肠和改善便秘有很好的效果。

# 【燕麦＋山药】

## 富含膳食纤维及粗纤维的燕麦，当然能有效改善便秘

现代人的养生观念愈来愈好，燕麦逐渐成为许多人心目中的保养圣品。纤维量十分惊人的燕麦，不只富含膳食纤维，还有粗纤维，对人体的消化系统比较不会造成负担，有助于改善便秘症状。

黏稠的山药与燕麦是极佳的食物组合，因为山药的黏液可以中和胃酸，达到护胃的效果。虽然山药和红薯一样属于根茎类植物，但是当中的消化酶兼具消除脂肪的功能，可以有效预防心血管疾病，所以两者并食对于人体的消化系统，当然有绝佳的效果。

**相同类型的食物：**山药黏稠的特性，有时候成为被人拒之千里的原因，不妨改吃同属根茎类的芋头或红薯，这两者都和山药一样含有大量纤维，也容易让人产生饱足感，比较不会有食用过量的问题，是改善便秘的第二选择。

# 【醋＋纳豆】

## 醋类食品中的醋酸，可以帮助肠胃处于碱性状态

含有醋酸的醋，对于许多习惯大鱼大肉和精致食品的现代人，可以说是维护肠道健康的好帮手。

醋酸除了可以加速人体的乳酸代谢，还能改善肠道环境，让肠胃处于碱性的状态，帮助提高消化的好菌量，还能减少大肠杆菌此类容易对人体产生不良影响的菌种，帮助人体的新陈代谢，可谓好处多多。而且"醋"是一种国人习于进食的调味料，随手可得，还兼具提味的效果。

纳豆的效果则与山药大同小异，因为这两种食物本身都带有黏液，可以有效中和胃酸，一样具有健胃整肠的功效，当然也能改善便秘的症状了。

**相同类型的食物：**柠檬可以用来替代醋，因为柠檬酸一样可以改善肠胃环境，而且维生素 C 可以帮助消除疲劳、让人皮肤变白，是女性趋之若鹜的美容圣品。

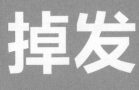

# 掉发

*Haircare*

## 促进毛发生长、保持发量及柔顺，食的重点就在矿物质和油脂！

> 对于看重头发养护一事，不只限于女性要求头发柔顺有光泽就好，对男性来说，如何维持一定发量以及减少掉发，也是护发的一环！

### 【牡蛎＋菠菜】

#### 牡蛎中的锌元素，可以有效预防脂漏性掉发与头皮屑

牡蛎这种带壳类的海产，通常必须养殖好几年才会被当成食材，不像虾或鱼只需数月甚至数周的成长期，较一般海产富含更多的蛋白质和油脂，护发效果也明显比其他海产来得好。

牡蛎是一种富含油脂和矿物质的海产，当中的锌元素对于预防脂漏性掉发及头皮屑，都有不错的功效；硒元素则可以促进毛发再生，是担心掉发人士的福音！

菠菜则是为人所熟知矿物质含量惊人的蔬菜，富含钙、锌、铜、铁等，都是对人体多多益善的营养，当中的维生素 A，一样对掉发和抑制头皮屑有很好的功效。两者若能搭配食用，只要适当摄取，当然可以达到护发的效果。

**相同类型的食物：**富含维生素 A 的其他食物，还有胡萝卜、杏仁、核桃。

# 【蚬贝＋大蒜】

## 大蒜中的蒜油，具有帮助细胞维持健康状态的功能

一般人对"蚬贝"的印象，大都来自电视上"蚬精可以护肝"的广告。不过，在医学报告中，黄金蚬是否真能护肝，还没有确切的数据。但可以确定的是，蚬类海产富含大量的蛋白质和维生素，对于护发和维持人体健康，是有绝对助益的。但是，因为海产含有动物性油脂的成分，难免会增加体内的胆固醇堆积，造成身体过度负担，建议适当摄取即可。

蚬贝搭配大蒜一起食用是不错的吃法，大蒜中的蒜油可帮助吸收蚬贝中的多余油脂，还能改善人体的血液循环、让细胞维持在更好的状态，自然能减少掉发以及促进毛发生长，是营养界的护发秘诀。

**相同类型的食物：**洋葱的成分与大蒜极为相似，所以排斥大蒜的人，可以改用洋葱替代，而且同样具有提味的效果。

# 【核桃＋黑芝麻】

## 素有"养生果"之称的核桃，是护发的超级补给品

核桃在中医界素有"养生果"之称，不是没有道理。富含油脂的核桃，不但可以滋润发根，连带会让人的皮肤更有弹性光泽；维生素 $B_1$ 和 $B_2$ 的成分，也可以让头发更强韧，毛发当然就不容易脱落了。

核桃的营养很高，除了含有锌、铁等人体所需的矿物质外，还含有丰富的维生素 A，具有抑制头皮屑的功能；维生素 C 有明显的护发功效，可以让人的头发变得更有光泽；维生素 E 帮助头发乌黑亮丽，"养生果"的称谓当之无愧。黑芝麻的成分类似于核桃，两者若能搭配实用，则有"好上加好"的护发功效。

**相同类型的食物：**只要是核果类食品，或是富含维生素和矿物质的蔬果，都可以拿来替代核桃。

# 肌肉僵硬

*Muscle Rigidity*

## 提升血液循环、安定心神，
## 食的重点在充足的矿物质和维生素！

焦虑、失眠引起肌肉过度紧绷或是平常没有运动习惯，忽略暖身的重要性就进行激烈运动，造成肌肉僵硬，回家站着、坐着还是躺着，就是浑身不对劲！

## 【章鱼＋洋葱】
### 别称为"海产界中的牛肉"的章鱼，富含惊人的蛋白质

章鱼算是海产中油脂较少的食物，100 克的章鱼中就富含 20 克的蛋白质，可说是含量惊人，有"海产界的牛肉"之称。对于三不五时或睡梦中因为抽筋而惊醒的人来说，多补充蛋白质可以有效改善这类症状。再加上章鱼中的牛磺酸成分，具有消除疲劳的功效，若白天工作太操劳，将自己搞得心神不宁的人，可以尝试食用章鱼，达到缓解疲劳、安定心神的效果。

属于半根茎蔬菜的洋葱，富含钙、磷、铁等矿物质和多种维生素，可预防骨质疏松，还能促进血液循环，帮忙舒缓肌肉，不至于让人体过度紧绷。

**相同类型的食物：**不喜欢洋葱的人，可以尝试用南瓜和西红柿取代，当中的营养素对人体有百利而无一害。而且偶尔换种搭配，吃起来也别有风味。

# 【牛肉＋豆腐】

## 钙质含量仅次于牛奶的黄豆，可以有效缓解抽筋症状

极具高热量的牛肉富含蛋白质，成为许多运动选手必吃的饮食。但是，牛肉的胆固醇含量颇高、脂肪也多，容易造成心血管疾病。若能搭配豆腐食用，就能降低牛肉的缺点，还可同时吃进豆腐的营养。

由黄豆加工制作的豆腐，保留了黄豆中多种对人体有益的成分——卵磷脂，它具有保护心血管和肝脏的功能，还有多链不饱和脂肪酸，是人体多多益善的营养成分。

再加上黄豆中的钙质含量仅次于牛奶，对于改善血液循环、减少抽筋等症状都有不错的效果。想要缓解肌肉僵硬，黄豆是营养界推荐的好选择。

**相同类型的食物：**举凡黑豆、红豆、绿豆等，只要是豆类产品，虽然成分不尽相同，但还是可以互相搭配食用。

# 【大蒜＋橄榄油】

## "血管清道夫"的大蒜搭配"液态黄金"的橄榄油，肌肉僵硬拜拜

俗称"血管清道夫"的大蒜，以其中的蒜油成分，成为营养界的建议"好食"。蒜油具有促进血液循环、调节体内细胞功能的作用，对于长期处于肌肉僵硬的人来说，是不可或缺的改善要素。

至于橄榄油，若能与蒜泥、蒜蓉搭在一起，不只是一道清爽又美味的佐料，当中富含对人体有益的不饱和脂肪酸、可以促进钙质增生的维生素 D 以及能够帮助改善人体血液循环的维生素 E。而且，这些营养素也是保护心血管、预防动脉硬化的重要元素，所以橄榄油的"液态黄金"之称，当然不是浪得虚名。

**相同类型的食物：**洋葱与大蒜是营养界中可以互相替换的佐料；至于橄榄油，只要是植物油产品，例如苦茶油、花生油、芝麻油，都可以加以更换。

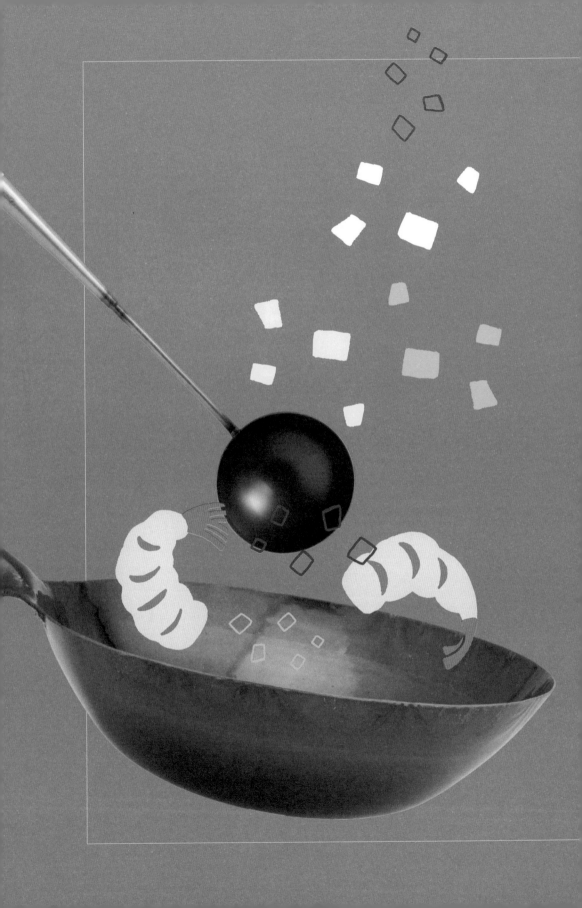

# 食物相宜与相克

# 特定对象饮食
# 相宜与相克

# 婴幼儿

简介 婴幼儿在生长发育的重要时期，需要大量的营养物质，如果营养均衡，发育就好，少生病。同时，婴幼儿的肠胃尚未发育成熟，消化能力不强，咀嚼能力有限，所以要注意供给富有营养的食物。

**宜食须知** ①宜多吃谷类食品。②宜多摄取优质蛋白质和钙。③宜多吃蔬菜、水果等，多补充维生素和微量元素。

**忌食须知** ①忌给婴幼儿多食富含铁的食品。②忌给婴幼儿喂高脂肪或刺激性的食物。③忌盲目给孩子补钙。④忌给婴幼儿食用过多甜食。

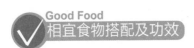
**Good Food**
相宜食物搭配及功效

香蕉

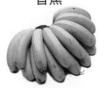

增强抵抗力

鸡蛋

促进婴幼儿智力发育

胡萝卜

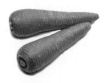

促进婴幼儿生长发育

土豆

富含维生素，具有清内热、去瘟毒的作用

玉米

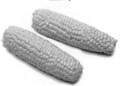

富含膳食纤维，促进吸收和排泄

芹菜

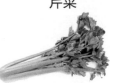

富含膳食纤维，促进吸收和排泄

西红柿

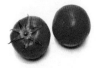

促进骨骼生长

橙子

增强抵抗力

苹果

促进成长发育

## Bad Food
## ✖ 相克食物搭配及后果

糖果

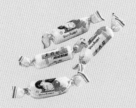

影响牙齿发育

蜂蜜

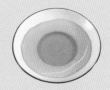

易引起婴儿中毒

肥肉

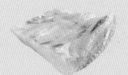

易导致肥胖

果冻

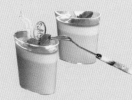

不易消化

菠菜

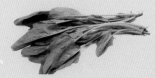

影响发育

味精

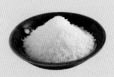

引起脑细胞坏死，
影响大脑发育

## 温馨提示　Notice

婴儿的新陈代谢旺盛，水的需求量比成人大，而且其肾脏功能发育不成熟，排除体外的废物需要大量的水分才能溶解。因此，父母要注意随时给婴儿补充水分。

# 孕妇

简介处于怀孕期的妇女与一般的妇女不一样，其胎儿所需要的一切营养均由母体供给。如果孕妇食物选择不当、营养不良或营养过剩，都会导致胎儿健康受影响。胎儿是否健康，怀孕期的饮食安排尤为关键。

**宜食须知**

①要摄取优质蛋白质，以增加营养。②要摄取适当碳水化合物，以提高能量。③要维持适当的热量供应，以满足代谢需求。④要摄取适当的维生素，以增强抵抗力。

**忌食须知**

不喝含刺激性的、冰冷的饮品，以免影响胎儿生长发育。

## Good Food 相宜食物搭配及功效

 **红枣**

有益智健脑、养血安神、增强免疫的作用。

 **鲜虾**

具有益气、安胎通乳及增强免疫的作用。

 **花生**

可补虚生乳，降压，预防出血。

 **板栗**

养胃健脾，可促进胎儿发育、利尿消肿。

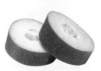 **冬瓜**

消暑解渴、利尿

 **芦笋**

预防贫血

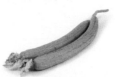 **丝瓜**

促进胎儿对铁的吸收

 **白萝卜**

健胃消食

**温馨提示 Notice**

①孕妇不宜长期吃土豆，因为土豆中含有生物碱，过多食用会影响胎儿正常发育。②慎食热性调味料，如小茴香、八角、花椒、胡椒等。

150

苹果

润肺除烦、
健脾益胃

橙子

增强身体的抵抗力

柠檬

开胃健脾

葡萄

利尿消肿、
安胎止吐

柚子

促进胎儿发育

鱼

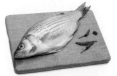

促进脑细胞发育

牛奶

预防骨质疏松

海带

补充碘

**Bad Food**
相克食物搭配及后果

山楂

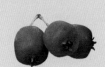

引起子宫收缩

蟹

有堕胎作用

鳖

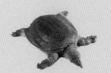

性味咸寒，导致堕胎

韭菜

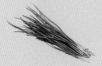

易造成恶心、呕吐

马齿苋

使子宫收缩

咖啡

影响胎儿发育

薏仁

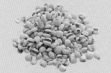

诱发流产

桃仁

行气泻下

柿子

性味寒凉

# 老年人

简介 人进入老年期，体内细胞的新陈代谢逐渐减弱，生理功能减退，消化系统的调节适应能力也在下降。一连串的生理变化，势必使老年人的营养需要也发生相应的变化。因此要相应地进行饮食方面的调整，才能合理、科学地让老人获取到足够的营养，维持身体健康。

**宜食须知** ①多食具有健补脾胃、益气养血作用的食物。②应食用含有丰富蛋白质、维生素、矿物质的特色食物。③少食多餐，营养均衡，口味清淡。④多吃粗粮、蔬菜、水果。

**忌食须知** ①老年人忌多食生冷之物。②老年人忌食高糖、高盐食物。③忌食高脂肪、高胆固醇食物。

## ✓ Good Food 相宜食物搭配及功效

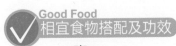

| 粥 | 燕麦 | 黑芝麻 |

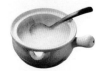  

暖脾胃，易消化　　增强体力，延年益寿　　延年益寿

### 虾皮　　鱼　　醋

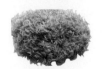 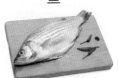 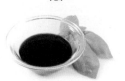

增强体质　　防治高血压　　降低血糖

### 青枣　　羊肉　　黄豆

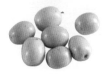  

降低胆固醇　　益气补虚、温阳暖身　　预防心脏病

红枣

延年益寿

大白菜

帮助消化

南瓜

预防动脉硬化、降血糖

## ✖ Bad Food
## 相克食物搭配及后果

猪肝

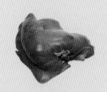

牛髓

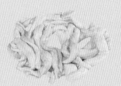

猪肾

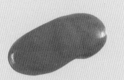

均属胆固醇极高的食品，老年人要慎食

肥肉

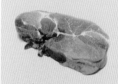

会使胆固醇增加

水果罐头

易引起肥胖

浓茶

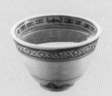

影响睡眠

### 温馨提示　Notice

老年人要保持每天多喝些水，即使不感到口渴也要喝。其标准为
1000 ~ 1500 毫升 / 天，而且在饭前半小喝，更可以增加食欲，同
时也有益于老年人的全身健康。

# 血虚之人

简介 血虚是指血液亏虚，血的营养和功能减退，以致形体器官失养的病理变化。具体表现为面色苍白或萎黄、失眠、脉虚等。造成血虚的原因有失血过多、饮食不良造成的营养不良及劳累过度、久病未愈等。

**宜食须知** ①多食具有补血、补气、补肾、健脾作用的食物。②多食富含铁、蛋白质、维生素C的食物。

**忌食须知** 忌吃生冷、性凉的食物。

## Good Food
## 相宜食物搭配及功效

| 羊肉 | 鸡蛋 | 阿胶 | 青枣 |
|---|---|---|---|
| 补血 | 补阴益血、补脾和胃 | 滋阴补血 | 补气养血 |

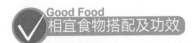

| 桑葚 | 桂圆 | 菠菜 | 黑芝麻 |
|---|---|---|---|
| 补血 | 补益心脾，养血安神 | 补充钙质和维生素C | 补肝肾、益精血 |

| 紫菜 | 香菇 |
|---|---|
| 防癌抗癌 | 防治高血压 |

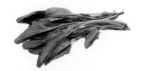
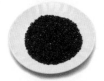

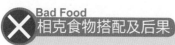

**Bad Food**
## 相克食物搭配及后果

| 酒 | 油炸食品 | 牛油 |
|---|---|---|

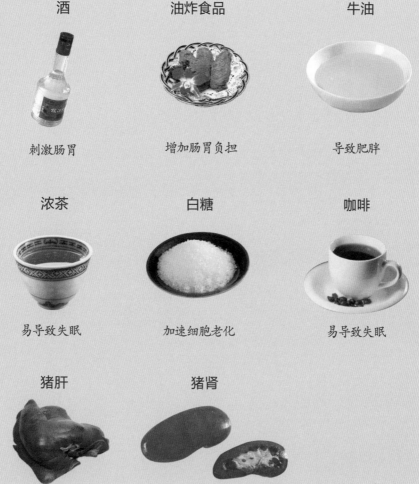

刺激肠胃　　　　　增加肠胃负担　　　　　导致肥胖

| 浓茶 | 白糖 | 咖啡 |
|---|---|---|

易导致失眠　　　　加速细胞老化　　　　易导致失眠

| 猪肝 | 猪肾 |
|---|---|

增加胆固醇　　　　增加胆固醇

155

血虚之人平时可通过药补调养。常用的补血中药有当归、熟地、川芎、白芍、阿胶等。用这些中药和补血的食物一起做成可口的药膳，有很好的养血效果。此外，传统中医学认为"久视伤血"，所以血虚体质的人要注意眼睛的休息和保养。

# 肺虚
# 之人

肺虚分为肺气虚和肺阴虚两大类型。肺气虚是指肺气虚损，以咳嗽乏力、畏风自汗等为主要表现特征，多见于咳嗽、气喘、自汗、慢性支气管炎、支气管扩张、肺气肿、肺心病等疾病。

**宜食须知** ①肺气虚者，宜食具有补益肺气作用的食品。②肺阴虚者，宜食具有滋阴润肺作用的食物。

**忌食须知** ①肺虚者忌吃辛辣及烟酒。②忌吃破气、耗气之物。③忌吃生冷性寒之物。④忌吃炒、炸、烤、爆之类香燥伤阴的食品。

## Good Food
## 相宜食物搭配及功效

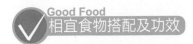

### 白果

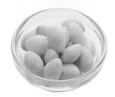

敛肺气、定喘咳

### 百合

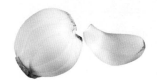

补中益气、
温肺止咳

### 山药

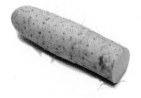

补脾养胃、
生津益肺

### 黄芪

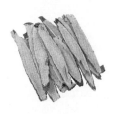

补气固表、
利尿脱毒

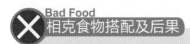

## Bad Food
## 相克食物搭配及后果

### 马蹄

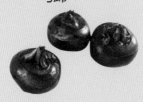

消积破气

### 薄荷

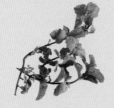

耗伤肺气

### 石榴

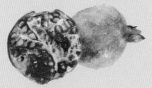

损耗肺气

### 胡椒

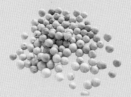

伤脾胃肺气

## 温馨提示　Notice

肺虚之人在食疗的同时，也要注意生活规律。要劳逸结合，不过度劳累、熬夜，烟酒不过度等。此外，还要做适量的运动，常做深呼吸，以增强肺功能。

# 药物与食物
# 相宜和相克

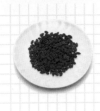

# 枸杞

【别名】
苟起子、枸杞红实、甜菜子、西枸杞、狗奶子、红青椒、枸蹄子。

【性味归经】
性平，味甘。

**功效** 枸杞具有补精气、强筋骨、滋肝肾、止消渴、明目、抗衰老以及降血脂、降血压、降血糖、防止动脉硬化、保护肝脏、抑制脂肪肝、促进肝细胞再生，以及提高身体免疫功能、抗恶性肿瘤的功效。

| 主治症 | 虚劳津亏、腰膝酸痛、眩晕耳鸣、血虚萎黄、目昏不明等病症。 |
| --- | --- |
| 选 购 | 以粒大、肉厚、子小、色红、质柔、味甜的枸杞为佳。 |
| 贮 存 | 置阴凉干燥处，防闷热、防潮、防蛀。 |
| 适宜用者 | 肝肾阴虚、血虚、慢性肝炎者。 |
| 不宜用者 | 脾虚泄泻者和感冒发热患者。 |

### 注解

枸杞为茄科植物枸杞或宁夏枸杞的成熟果实。枸杞既可作为坚果食用，又是一种功效显著的传统中药材。

### 性状

枸杞富含维生素 $B_1$、维生素 $B_2$、维生素 C、甜菜碱、胡萝卜素、玉蜀黄素、烟碱酸钙、磷、铁、有机锗、β－谷甾醇、亚油酸、酸浆果红素，以及 14 种氨基酸等成分。枸杞为茄科植物枸杞或宁夏枸杞的成熟果实，其浆果为红色，春天里枸杞的嫩茎梢及嫩叶称为枸杞头，既是一种蔬菜，也是一种营养丰富的保健品。

Good Food
## 相宜食物搭配及功效

### 菊花

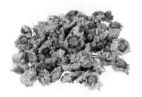

滋阴补肾，疏风清肝

### 百合

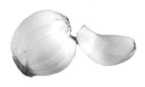

补肾养血、清热除烦、宁心安神

### 羊肉

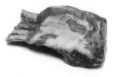

可用于肾阳不足的辅助治疗

### 鳝鱼

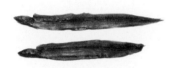

补肾养血

### 草莓

补气养血

### 牛肉

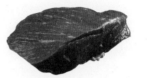

能健脾、益精、补血

### 蚕豆

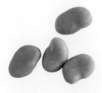

补阴血、益脾胃

### 猪肉

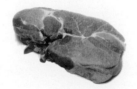

补阴血、美容

### 莲子

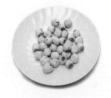

补气养血、养心益肾

159

## 温馨提示 Notice

### 煮肉汤加蒜更有营养

瘦肉中含有丰富的维生素 $B_1$，但维生素 $B_1$ 并不稳定，在人体内停留的时间较短，会随尿液大量排出。大蒜中含有蒜氨酸和蒜酶，能和肉中的维生素 $B_1$ 结合生成稳定的蒜硫胺素，从而提高人体对肉中维生素 $B_1$ 的吸收利用率。而蒜硫胺素还能延长维生素 $B_1$ 在人体内的停留时间，提高其在胃肠道的吸收率和人体内的利用率。

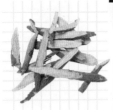

# 甘草

**【别名】**

国老、国老草、蜜草、蜜甘、美草、棒草、甜甘草、甜草、甜草根、甜根子、红甘草、粉甘草、粉草、灵通。

**【性味归经】**

性平，味甘。归心、脾、肺、胃经。

**功效**

甘草有解毒、祛痰、止痛、解痉、抗癌等药理作用。在中医上，甘草补脾益气，止咳润肺，缓急解毒，调和百药。临床应用分"生用"与"蜜炙"之别。生用主治咽喉肿痛、痈疽疮疡、胃肠道溃疡以及解药毒、食物中毒等。蜜炙主治脾胃功能减退、大便溏薄、乏力发热以及咳嗽、心悸等。

## 性状

甘草富含甘草酸、甘草次酸等有效成分。外皮松紧不一，表面红棕色或灰棕色。甘草药用部位是根及根茎。根茎呈圆柱形，表面有芽痕，断面中部有髓。

**主治症** 痈肿疮毒、咳嗽咽痛、脾胃虚弱、气虚少血、伤风、胃痛、肢体疼痛、黄疸病、牙周病等。

**选购** 外皮细紧、色红棕、质坚实、断面黄白色、粉性足、味甜的甘草为好。

**贮存** 宜置通风干燥处，防蛀。

**适宜用者** 支气管气喘、血栓性静脉炎、脾胃虚弱、胃及十二指肠溃疡、神经衰弱等病症患者。

**不宜用者** 腹部胀满病症患者。

**Good Food**
## 相宜食物搭配及功效

| 土豆 | 花生 | 山楂 | 冬瓜 |
|------|------|------|------|
|  |  |  |  |
| 益气健脾、强身益肾 | 降低胆固醇 | 消食健胃、活血化瘀 | 消肿利尿 |

乌梅
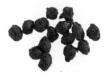
可用于胃痛者

韭菜

补气助阳

老姜
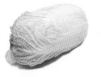
适合中寒水泻
者食用

大白菜

可用于皮瘙痒、创
口不愈等症状

 Bad Food
## 相克食物搭配及后果

黄鱼
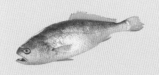
对身体不利

鲤鱼
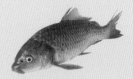
导致腹痛

鲫鱼
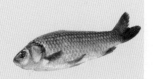
降低其营养价值

河豚
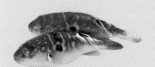
对健康不利

海带
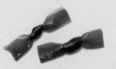
对健康不利

猪肉
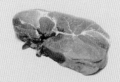
易助湿生痰

温馨提示 Notice

冬季，是进补的最佳季节，可以多食用核桃、桂圆、生姜等温补佳品。应该少食咸多食苦，以达到助心阳、藏热量的目的。食材可以选择萝卜、板栗、核桃、红薯等热量较高的，但是忌食黏硬、生冷的食物。

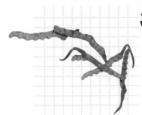

# 冬虫夏草

【别名】
中华虫草、夏草冬虫、虫草。

【性味归经】
性平，味甘。归肾、肺经。

**功效** 冬虫夏草有显著扩张支气管平滑肌及平喘的作用，对肠管、子宫及心脏均有抑制作用，对血管直接作用不显著。冬虫夏草还有镇静及催眠作用，毒性极低。

## 性状

本品由虫体与虫头部长出的真菌子座复合而成。虫体似蚕，表面深黄色至黄棕色，头部红棕色，质脆，易折断。子座细长圆柱形，表面深棕色至棕褐色。

| 主治症 | 久咳虚喘、劳嗽咳血、阳痿遗精等症。 |
| --- | --- |
| 选购 | 以虫体色泽黄亮，断面黄白色，子座短小者为佳。 |
| 贮存 | 置阴凉干燥处，防蛀、防霉。 |
| 适宜用者 | 慢性支气管炎、肾气不足、腰膝酸痛者。 |
| 不宜用者 | 有表邪者不宜食用。 |

## Good Food
### 相宜食物搭配及功效

| 胡萝卜 | 鸭 | 鸭肝 | 猪肉 |
| --- | --- | --- | --- |
|  | 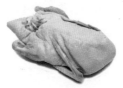 | 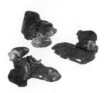 | 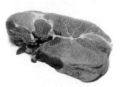 |
| 补虚润脏、养颜益肝 | 可用于虚劳咳喘、自汗盗汗等病症 | 可用于更年期综合征 | 补肾益肺、止咳定喘 |

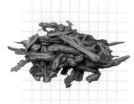

# 黄连

**【别名】**
川连、川黄连、雅连、野黄连、云连、云黄连、王连、支连。

**【性味归经】**
性寒，味苦。归心、脾、胃、肝、胆、大肠经。

功效 黄连具有清热燥湿、泻火解毒的功效。可用于肠胃湿热、泻痢呕吐、热盛火炽、高热干燥、痈疽疔毒、耳目肿痛等症。黄连炒用能降低寒性；姜炙用清胃止呕；酒炙用清上焦火；猪胆汁炒用泻肝胆实火。

## 性状

黄连根茎含多种异喹啉类生物碱，以小檗碱含量最高，尚含黄连碱、甲基黄连碱、巴马亭、药根碱、表小檗碱及木兰花碱等。酸性成分有阿魏酸、氯原酸等。

**主治症** 肠胃湿热、泻痢呕吐、痈疽疔毒、耳目肿痛等症。

**选购** 以粗壮、质坚实、断面皮部橙红色的为佳品。

**贮存** 置通风干燥处，防蛀、防霉。

**适宜用者** 热盛火炽、高热干燥者。

**不宜用者** 脾胃虚寒、苦燥伤津、阴虚津伤者。

**Good Food**
相宜食物搭配及功效

鲢鱼

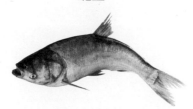

降低胆固醇和血液黏稠度

乌骨鸡

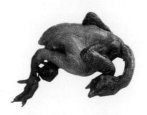

可缓解妇女更年期综合征

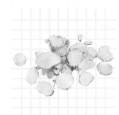

# 白芷

**【别名】**
川白芷、香白芷、
杭白芷。

**【性味归经】**
性温，味辛。归
肺、脾、胃经。

**功效** 白芷具有解表散风、通窍、止痛、燥湿止带、消肿排脓的功效，可用于外感风寒、阳明头痛、疮痈肿毒。白芷中所含的白芷素，除了具有解热、镇痛、抗炎等作用，还能改善局部血液循环，消除色素在组织中过度堆积，促进皮肤细胞新陈代谢，进而达到美容的作用。

## 性状

白芷含有多种矿物质、维生素等营养成分，以及白芷醚、香柠檬丙酯、白芷素等药性成分。

| 主治症 | 外感风寒、阳明头痛、疮痈肿毒等病症。 |
| --- | --- |
| 选购 | 以条粗壮、体重、质硬、香气浓郁的为佳。 |
| 贮存 | 置阴凉干燥处，防蛀、防霉。 |
| 适宜用者 | 感冒风寒、头痛、鼻塞者。 |
| 不宜用者 | 阴虚血热者。 |

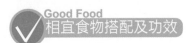
**Good Food**
相宜食物搭配及功效

粳米

散风解表止痛

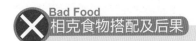
**Bad Food**
相克食物搭配及后果

牛肉

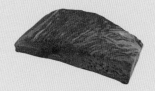

降低药效

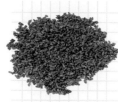

# 决明子

【别名】
草决明、马蹄草、马蹄决明、假绿豆。

【性味归经】
性微寒，味苦、甘、咸。入肝、肾、大肠经。

功效 决明子具有益肾清肝、明目通便之功效，常用于治疗白内障、青光眼、视网膜炎、视神经萎缩、眼结膜炎等疾病。还能抑制葡萄球菌生长及降压、降血脂、降胆固醇、收缩子宫，对防止血管硬化也有明显的效果。

### 性状

决明子含决明素、决明内酯、维生素A、大黄酚、大黄素、大黄酸、大黄素蒽酮等。

| 主治症 | 用于肝炎、高血压、小儿疳积、风热眼痛等症。 |
| --- | --- |
| 选　购 | 以颗粒饱满、色绿棕者为佳。 |
| 贮　存 | 置于阴凉通风处，防蛀、防霉。 |
| 适宜用者 | 肾虚、便秘、体胖者。 |
| 不宜用者 | 脾胃虚寒、体虚弱、大便溏泄者。 |

165

## Good Food
相宜食物搭配及功效

茄子

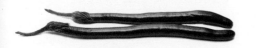

清肝降逆、润肠通便

蜂蜜

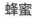
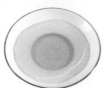

治疗便秘

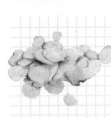

# 白芍

**【别名】**
将离、金芍药、杭芍、东芍、芍药。

**【性味归经】**
性凉，味苦、酸。归肝、脾经。

**功效** 白芍中所含的白芍总甙具有抗炎和调节免疫功能等药理作用，用于类风湿性关节炎及老年病的治疗，效果较好。白芍总甙作为一种免疫调节剂，具有浓度和功能依赖性双向调节的作用特征。此外，白芍总甙尚有抗氧化、镇痛、抗惊等药理作用。

## 性状

白芍含有芍药甙、牡丹酚、芍药花甙、苯甲酸、挥发油、脂肪油、树脂、鞣质、淀粉、糖类、黏液质、蛋白质等成分。

| 主治症 | 头痛眩晕、胁痛、腹痛、四肢挛痛、月经不调等病症。 |
| --- | --- |
| 选 购 | 以根粗长、坚实、皮色整洁、无白心的白芍为佳。 |
| 贮 存 | 置于干燥处，防蛀。 |
| 适宜用者 | 泻痢腹痛、自汗、盗汗者。 |
| 不宜用者 | 小儿麻疹及虚寒性腹痛泄泻者。 |

**Good Food**
**相宜食物搭配及功效**

生姜

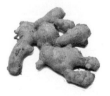

可用于虚寒腹痛

**Bad Food**
**相克食物搭配及后果**

藜芦

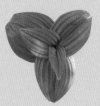

会产生不良反应

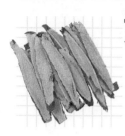

# 黄芪

【别名】
黄芪、箭芪、独根。

【性味归经】
性微温，味甘。归肺、脾、肝、肾经。

功效 黄芪具有益气固表、敛汗固脱、托疮生肌、利水消肿的功效。可用于气虚乏力、中气下陷、久泻脱肛、便血崩漏、表虚自汗、痈疽难溃、久溃不敛、血虚萎黄、内热消渴、慢性肾炎、蛋白尿、糖尿病等病症。炙黄芪能益气补中，生用可固表脱疮。

## 性状

黄芪富含多种氨基酸、胆碱、甜菜碱、苦味素、黏液质、钾、钙、钠、镁、铜、硒、蔗糖、葡萄糖醛酸。

| 主治症 | 气血虚弱、自汗、肾炎浮肿、慢性溃疡等病症。 |
| 选 购 | 以条粗大、断面色黄白、味甜、有粉性的黄芪为佳。 |
| 贮 存 | 置通风干燥处，防潮、防蛀。 |
| 适宜用者 | 气血不足、气短乏力、慢性肝炎、慢性溃疡者。 |
| 不宜用者 | 急性病、热毒疮疡、食滞胸闷者。 |

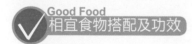

Good Food
相宜食物搭配及功效

| 猪肝 | 银耳 | 鸡肉 | 鲤鱼 |
| --- | --- | --- | --- |
| 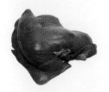 | 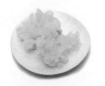 |  | 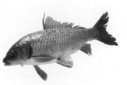 |
| 补气、养肝、通乳 | 可作为白血球减少症者的食疗方 | 补中益气、养精血 | 补气固表 |

CHAPTER 4　食物相宜与相克

167

# 常见病症饮食
# 相宜与相克

**感冒**

**病症简介** 感冒以鼻塞、流涕、打喷嚏、头痛、发热等为特征，四时皆有，以冬、春季节较为多见。

**+ 病症类型**

风寒型感冒
风热型感冒
暑湿性感冒

**临床表现** 怕寒冷、少发热、无汗，头颈疼痛、四肢酸痛，鼻塞声重、打喷嚏、流涕、咳嗽，口不渴，或口渴时喜热饮，苔薄白，脉浮紧。四季皆可发病，以冬、春两季为多。以老人、小孩多见。也有患者发热较重，头胀痛、面赤、咽喉扁桃体红肿疼痛，鼻塞、打喷嚏、流涕，涕稠，咳嗽痰稠。

## 致病原因 Reason

风寒型感冒多因季节冷热交替，袭击体表，肺气不宣所致。而风热病者，风热之气，先从咽喉入于肺也。暑湿性感冒为夏季暑湿之气过盛，加之在冷气房间待得太久，或过食生冷，感受暑湿夜寒，致寒邪直中胃肠。

## Good Food
## 相宜食物搭配及功效

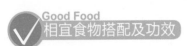

| 醋 | 胡椒 | 花椒 | 肉桂 |

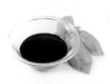   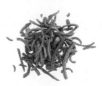

| 米粥 | 洋葱 | 南瓜 | 青菜 |

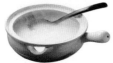 

具有发散风寒、辛温解表作用的食物

红豆　　　　　豇豆　　　　　杏　　　　　桃子

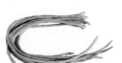

具有发散风寒、辛温解表作用的食物

**Bad Food**
## ✕ 相克食物搭配及后果

螃蟹　　　　　鸭肉　　　　　鸡肉　　　　　猪肉

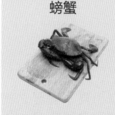

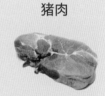

柿饼　　　　　银耳　　　　　葡萄　　　　　丝瓜

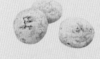

性凉、生冷之物不宜食用

## 生活一点通

感冒患者如果不很严重，可自服生姜、葱白、芫荽煎汤，可发汗散寒。这种感冒与病人受风寒有关，治疗应以辛温解表为原则。

# 气喘

气喘是一种慢性支气管疾病，病者的气管因为发炎而肿胀，呼吸管道变得狭窄，因而导致呼吸困难。

临床表现 外源性气喘常伴有发作先兆，如发作前先出现鼻痒、咽痒、流泪、喷嚏、干咳等，发作期出现喘息、胸闷、气短、平卧困难等；内源性气喘一般先有呼吸道感染，咳嗽、吐痰、低热等，后逐渐出现喘息、胸闷、气短，多数病程较长，缓解较慢。

## ✚病症类型

内源性气喘
外源性气喘

## 致病原因　Reason

气喘病的发病原因很多，猫狗的毛屑、霉菌等过敏原的侵入、微生物感染、过度疲劳，情绪波动大，气候寒冷导致呼吸道感染，天气忽然变化、气压降低等，都可能导致气喘病发作。

## Good Food
## 相宜食物搭配及功效

鸡肉
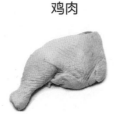

瘦肉

豆腐
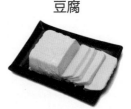

蛋白质含量高的食物

生姜
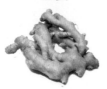

青枣

西红柿

发病期要补充维生素和矿物质

柚子

白果
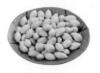

核桃

芝麻

蜂蜜

刀豆

燕窝
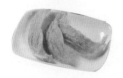

冬虫夏草

丝瓜
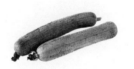

补肾纳气、化痰止喘的食物

## Bad Food
## 相克食物搭配及后果

辣椒

韭菜
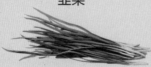

蒜

辛辣食物助火生痰，应忌食

盐

味精

牛奶

多钠食物，会增加支气管反应性，应少食

含过敏原，应避免

# 咳嗽

病症简介 咳嗽是呼吸系统中最常见的症状之一，当呼吸道黏膜受到异物、炎症、分泌物或过敏性因素等刺激时，即反射性地引起咳嗽。

临床表现 不同类型的咳嗽有不同的临床表现，比如：风寒型咳嗽初期有鼻塞流涕、头痛、舌苔薄白，咳痰稀或白黏；风热型咳嗽咳痰黄稠，咳而不顺，兼有口渴咽痛，喉咙发热发痛，舌苔薄黄；肺燥型咳嗽干咳无痰，或者有痰咳不出，鼻燥咽干，舌苔薄而少津。

## ➕ 病症类型

风寒咳嗽
风热咳嗽
气虚咳嗽
阴虚咳嗽

## 致病原因　Reason

咳嗽一般由呼吸道感染、支气管炎、肺炎、支气管扩张导致的。如咳嗽无痰或痰量很少为干咳，常见于急性咽喉炎、支气管炎的初期；急性骤然发生的咳嗽，多见于支气管内异物；长期慢性咳嗽，多见于慢性支气管炎、肺结核等。

## ✅ Good Food
## 相宜食物搭配及功效

罗汉果　　　　　　冬瓜　　　　　　　紫菜

　　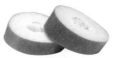　　

葱白　　　　　　桂皮

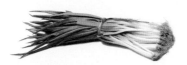

风寒型咳嗽宜食

## 生活之宜

① 气喘病多在夜间发作，因此患者应注意保持卧室的温度和湿度，同时注意空气流通。
② 尽量远离猫、狗等动物，避免其皮屑引起过敏反应。
③ 加强耐寒锻炼，登高远眺对预防气喘病有帮助。

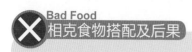

**Bad Food**
**相克食物搭配及后果**

酒

碳酸饮料

冷饮

冰激凌

酒精、碳酸饮料及冷饮进入血液会使心跳加快，肺呼吸功能降低；冰品会间接刺激气管，易诱发气喘

鱼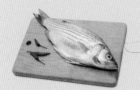

虾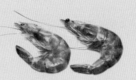

蟹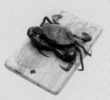

动物性蛋白质过高，易引起过敏的食物

芋头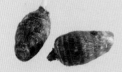

豆类

红薯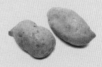

薯类、豆类食物，易引起腹胀，加重气喘

## 生活之忌

① 入住刚喷涂过油漆的房间，至少待房间开门窗通风一周后入住，以避免油漆味对呼吸道的刺激。

② 使用丝绵和羽绒材质的衣被和床上用品。

③ 吸入干冷空气。

# 头痛

病症简介 头痛一般起病较缓，时作时止，遇劳累受风，或情志刺激则常易发作，并有脏腑气血不足等内邪症候。以虚症居多。

临床表现 一般发病较急，病势较剧，多表现掣痛、跳痛、胀痛、重痛，痛无休止，多因外邪所致，多见于感冒病人。起病较急，头痛持续不解，伴有恶寒、发热、鼻塞流涕、骨节疼痛、咳嗽等病症，多属实症。

## ➕病症类型

气虚头痛
血虚头痛
阴虚头痛
阳虚头痛

## 致病原因　Reason

内伤不足，先天禀赋不足，或劳欲伤肾，阴精耗损，或年老气血衰败，或久病不愈，产后、失血之后，营血亏损，气血不能上营于脑，髓海不充则致头痛。此外，外伤跌扑，或久病之人血行不畅也易致头痛。

## ✓ Good Food 相宜食物搭配及功效

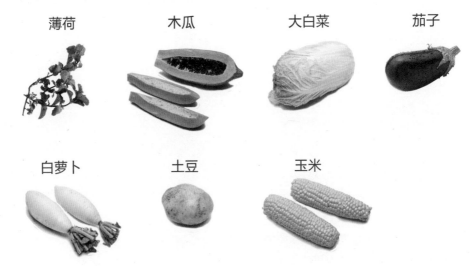

薄荷　　木瓜　　大白菜　　茄子

白萝卜　　土豆　　玉米

具有散寒清热、疏风止痛作用的食物

百合

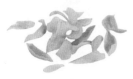

豆浆

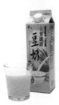

梨子

肺燥型咳嗽宜食

## Bad Food
## ✕ 相克食物搭配及后果

冰激凌

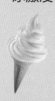

冷饮

凉面

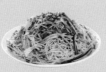

生菜沙拉

应忌食生冷食物

辣椒

胡椒

肥肉

酿痰生热、辛辣油腻的食物

黄鱼

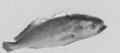

虾

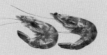

螃蟹

患病期间，应忌腥发的食物

## 生活一点通

### 咳嗽可引起的并发症
① 伴发热者常由于呼吸道感染、支气管扩张，并发感染、胸膜炎等。
② 伴胸痛者可见于肺炎、胸膜炎、支气管炎、自发性气胸等。
③ 伴体重减轻者须注意肺结核、支气管癌（原发性肺癌）等。

# 高血压

病症简介 高血压是指在休息状态下，动脉收缩压和（或）舒张压增高，常伴有心、脑、肾、视网膜等器官功能性或器质性改变，以及脂肪和糖代谢失调等现象。

临床表现①头晕，有些是暂时性的，常在突发下蹲或起立时出现，有些是持续性的。②头痛，多为持续性钝痛或搏动性胀痛，甚至有炸裂样剧痛。③烦躁、心悸、失眠。④注意力不集中，记忆力减退。⑤肢体麻木，常见手指、足趾麻木或皮肤如蚁行感，或项背肌肉紧张、酸痛。

## ➕病症类型

原发性高血压症
继发性高血压症

## 致病原因　Reason

身体内长期反复的不良刺激，致大脑皮质功能失调、内分泌失调、肾缺血、遗传、食盐过多、胰岛素抵抗的影响等，这是导致高血压的最大可能。

## Good Food
### 相宜食物搭配及功效

| 糙米 | 玉米 | 小米 | 绿豆 |
|---|---|---|---|

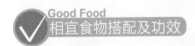
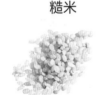
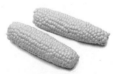

要选择膳食纤维含量高的食物，可以加速胆固醇的排出

| 芦笋 | 莴笋 | 苹果 | 梨 |
|---|---|---|---|

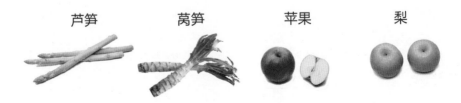

维生素、钾等矿物质含量高的食物有降血压的功效

Bad Food

## 相克食物搭配及后果

肥肉

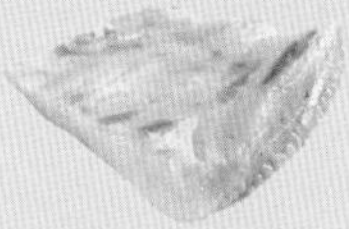

香肠

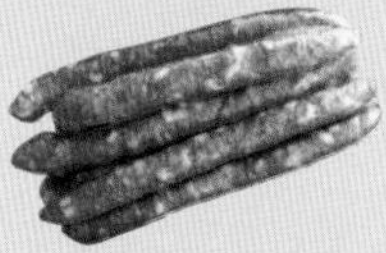

薯条

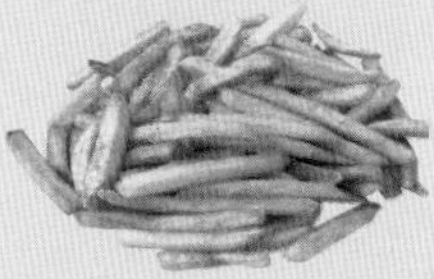

炸鸡

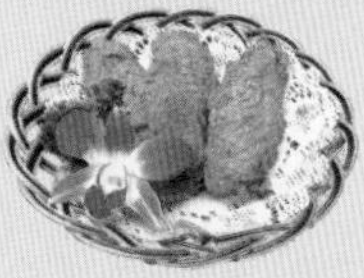

油腻煎炸食物

葡萄

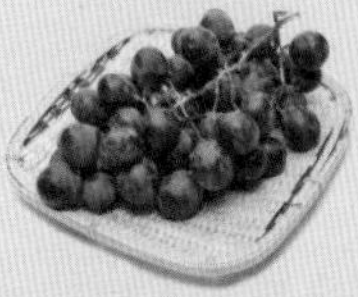

田螺

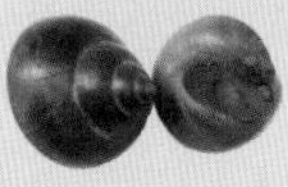

蛤蜊

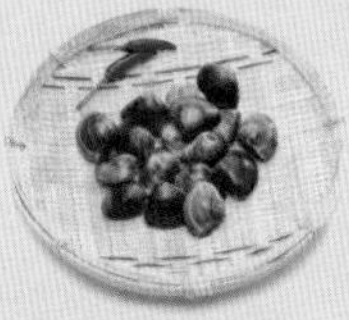

柿饼

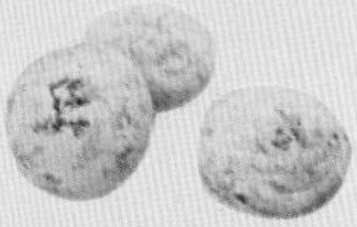

莲藕

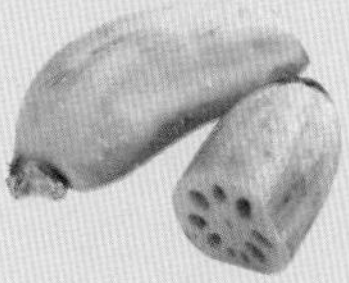

红薯

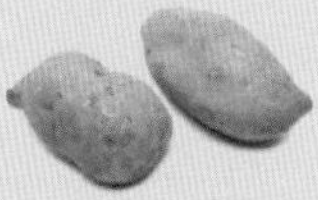

丝瓜

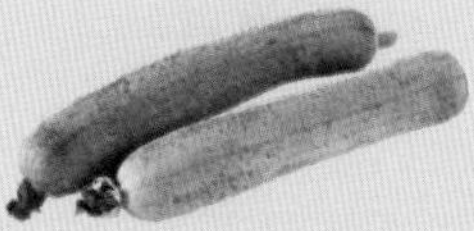

马蹄

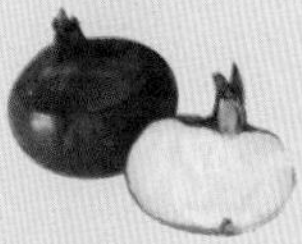

小黄瓜

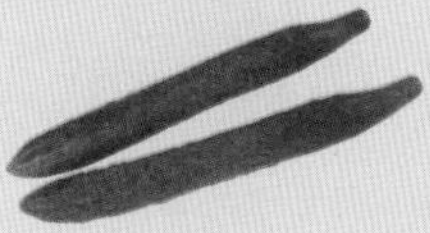

香蕉

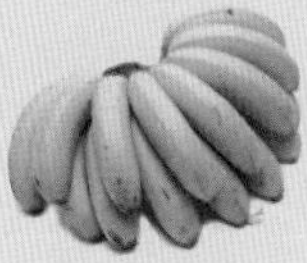

西瓜

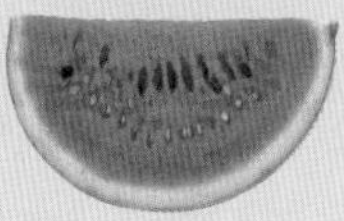

绿豆芽

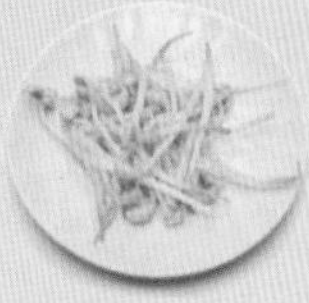

蕺菜

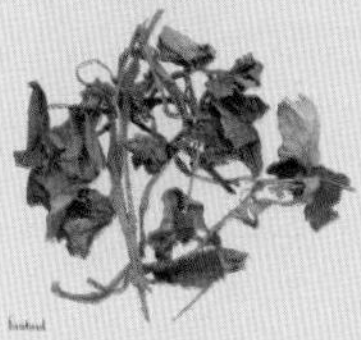

莼菜

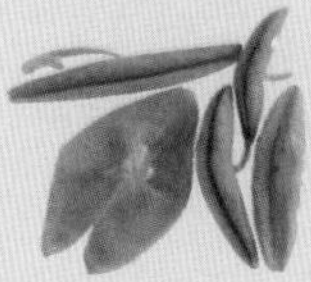

芹菜

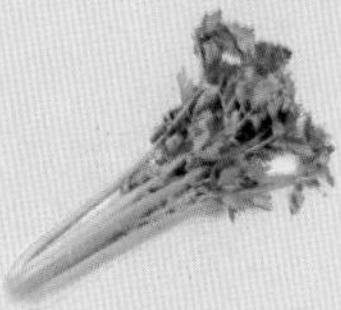

生冷、性味寒凉的食物

# 心悸

心悸指患者自觉心中悸动，甚至不能自主的一类症状。发生时，患者自觉心跳快而强，并伴有心前区不适感。该病虽没有生命之虞，但病情时好时坏，迁延不愈，严重者甚至不能正常生活和工作，使患者饱受痛苦。

临床表现 心悸是一种自觉心脏跳动的不适感或心慌感。当心跳加快时，感到心脏跳动不适，心率缓慢时，感到搏动有力。心悸时，心率可快可慢，也可有心率失常；心率和心律正常者也可能有心悸。

## 致病原因　Reason

心血管疾病常见于各种类型的心脏病，如心肌炎、心肌病、心包炎、心律失常及高血压等。非心血管疾病常见于贫血、低血糖、大量失血、高热、甲状腺功能亢进等疾病。神经因素方面，自主神经（植物神经）功能失调最为常见，神经衰弱、更年期综合征、惊恐或过度兴奋、剧烈运动后均会出现心悸。

## Good Food
相宜食物搭配及功效

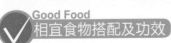

桂圆　　　葡萄　　　蜂蜜　　　猪心

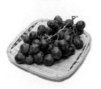

红枣　　　紫米　　　牛奶　　　阿胶

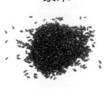

具有补血安神、益心脾作用的食物

猕猴桃

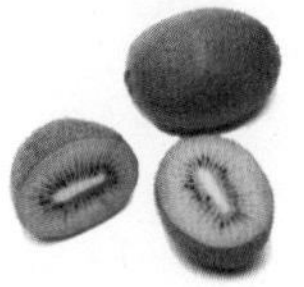

土豆

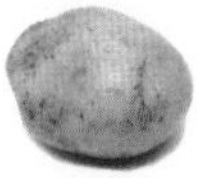

芹菜

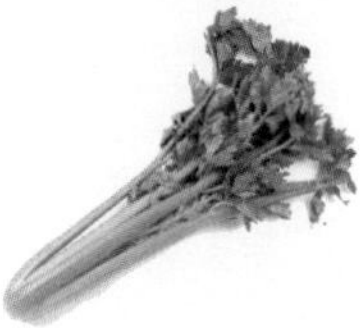

香蕉

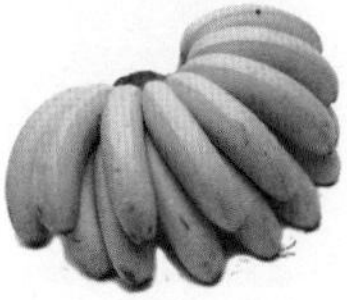

维生素、钾等矿物质含量高的食物有降血压的功效

## Bad Food
## 相克食物搭配及后果

红薯

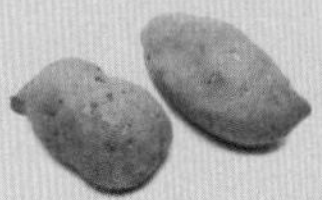

羊肉

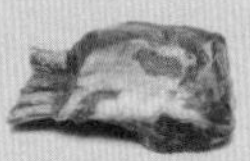

容易产气及性热的食物，使血压升高

鸡蛋

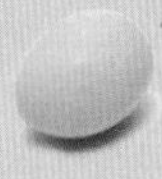

猪肉

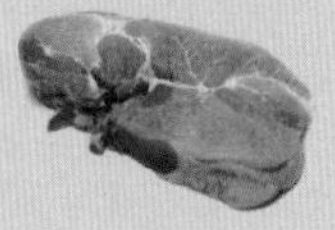

过多蛋白的摄取，引起血压波动

腊肉

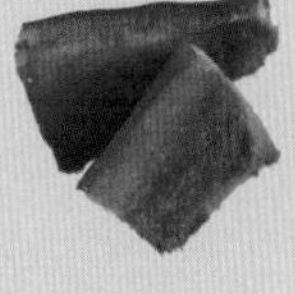

卤肉

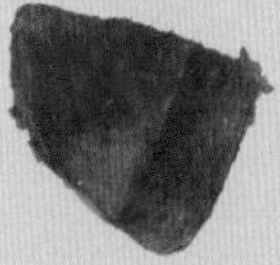

酸菜

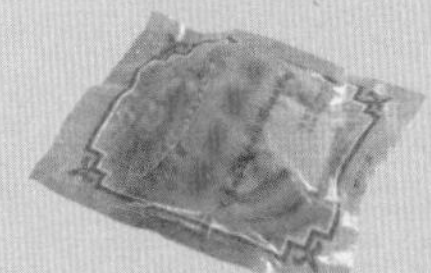

腌、熏、卤、酱等钠含量较高的食物，应少食或忌食

糖果

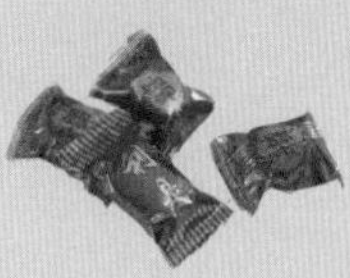

巧克力

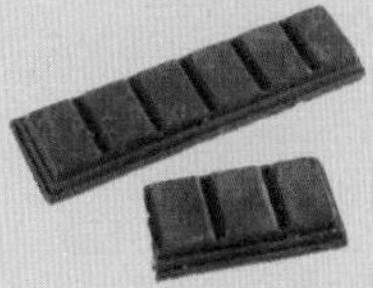

酒

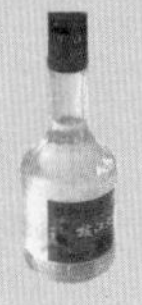

浓茶

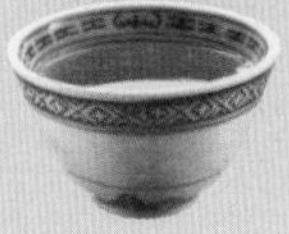

高糖、茶碱、酒精类食物会使血压升高，形成动脉硬化

# 女性更年期综合征

病症简介
更年期综合征是由雌激素水准下降而引起的一连串症状。更年期妇女，由于卵巢功能减退，垂体功能亢进，分泌过多的促性腺激素，引起植物神经失调。

临床表现
①月经不顺。
②阵热潮红。
③心血管及血脂代谢障碍。
④神经、精神障碍。
⑤运动系统退化。

## ➕病症类型

肝肾阴亏型
更年期综合征
心肾不交型
更年期综合征

## 致病原因 Reason

妇女进入更年期后，家庭和社会环境的变化都可加重其身体和精神负担，使原来已有的某些症状加重。有些本身精神状态不稳定的妇女，更年期综合征就更为明显，甚至喜怒无常。更年期综合征虽然是由于性生理变化所致，但发病率高低与个人经历和心理负担有直接关系。对心理比较敏感的更年期妇女来说，生理上的不适更易引起心理的变化，于是出现了各种更年期症状。

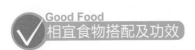

## ✓ Good Food 相宜食物搭配及功效

鸡蛋     牛奶

补充蛋白质，最好采用优质的动物性蛋白质

苹果     梨

富含丰富的铁、铜、叶酸、抗坏血酸及维生素的新鲜水果和绿叶蔬菜

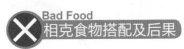

## ✗ Bad Food 相克食物搭配及后果

胡椒     白萝卜

咖啡     辣椒

温补、耗气，导致气滞血瘀的食物